W0090174

DR. MED. SIEGBERT TEMPELHOF

Osteopathie

Vek 1 Temp

12/08 Stadtbücherei € 12.90
Leinfelden-Echterdingen
GELÖSCHT
Bücherei Leinfelden / Musberg

2

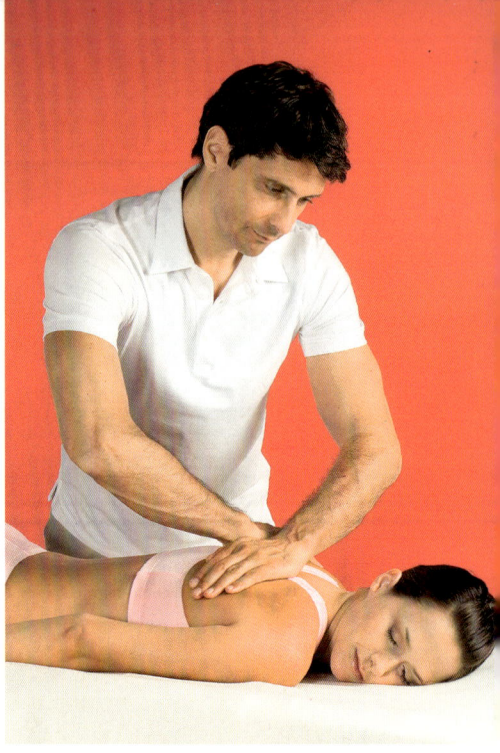

THEORIE

PRAXIS

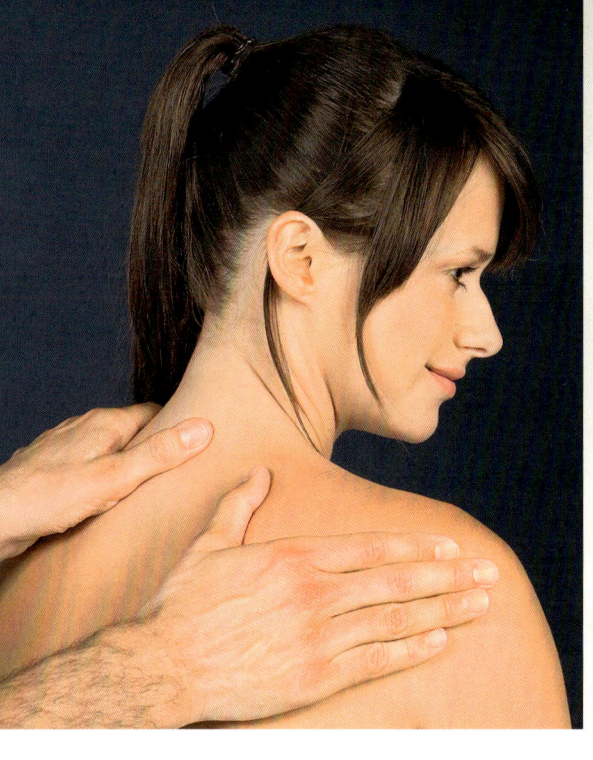

DIE OSTEOPATHISCHE SELBSTBEHANDLUNG 77

SERVICE

DER AUTOR

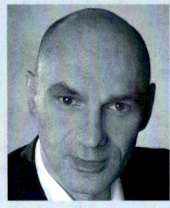 **Dr. med. Siegbert Tempelhof** ist Ärztlicher Osteopath und Facharzt für Orthopädie in eigener Praxis sowie Ärztlicher Leiter des Centrums für Komplementärmedizin (CfK) in München. Er ließ sich im Mutterland der Osteopathie, den USA, zum Osteopathen ausbilden und ist Gründungs- und Vorstandsmitglied der Deutsch-Amerikanischen Akademie für Osteopathie (DAAO). Dr. Tempelhof ist Gründungseditor der Fachzeitschrift »Osteopathische Medizin«, die er jahrelang als Chefredakteur betreute. Als Buchautor und durch zahlreiche Vorträge und Seminare trägt er maßgeblich zur Verbreitung des Themas Osteopathie bei.

EIN WORT ZUVOR

Wie können wir gesund bleiben? Und wenn wir krank sind, wie gesund werden? Einige der größten Geheimnisse auf der Suche nach Gesundheit sind in der Philosophie der osteopathischen Medizin wiedergegeben. Sie wurden zuerst von Dr. Andrew Still beschrieben. Er beobachtete die Beziehung zwischen Körperstruktur und -funktion und erkannte, dass Letztere durch die Behandlung der Struktur wiederhergestellt werden kann. Still wies darauf hin, dass der Körper über Mechanismen verfügt, die immer wieder den Status der Gesundheit einzunehmen versuchen. Der Osteopath begleitet und lenkt diesen einmaligen Mechanismus. Er kann in diesem Sinne vielen Patienten helfen, wobei in letzter Konsequenz der Körper des Patienten eine Heilung vollzieht. Das 20. Jahrhundert hat uns im Bereich der Schulmedizin hochwirksame Techniken und einen nie gekannten Fortschritt gebracht. Die Arbeit mit dem Körper und seinen Selbstheilungskräften ist jedoch nicht hoch genug einzuschätzen. Osteopathie weist den Weg, mit körpereigenen Selbstheilungsmechanismen zu arbeiten.

Professor Dr. John M. Jones III,
ehem. Präsident der Amerikanischen Akademie für Osteopathie

Osteopathie ist in Deutschland keine Außenseitermethode mehr; sie hat einen festen Platz innerhalb der wissenschaftlich fundierten Medizin erhalten und wird von den Ärztekammern anerkannt. Was hinter dem Wort Osteopathie steckt, welche Methoden und Wirkweisen zu einer Schmerzfreiheit durch sanfte Berührungen führen und was auch Sie selbst zu Ihrer Gesundheit beitragen können, habe ich in diesem Buch für Sie zusammengestellt.

Dr. med. Siegbert Tempelhof
Mitglied der MWE – Deutsche Gesellschaft für Manuelle Medizin
Vorstandsmitglied Deutsch-Amerikanische Akademie für Osteopathie

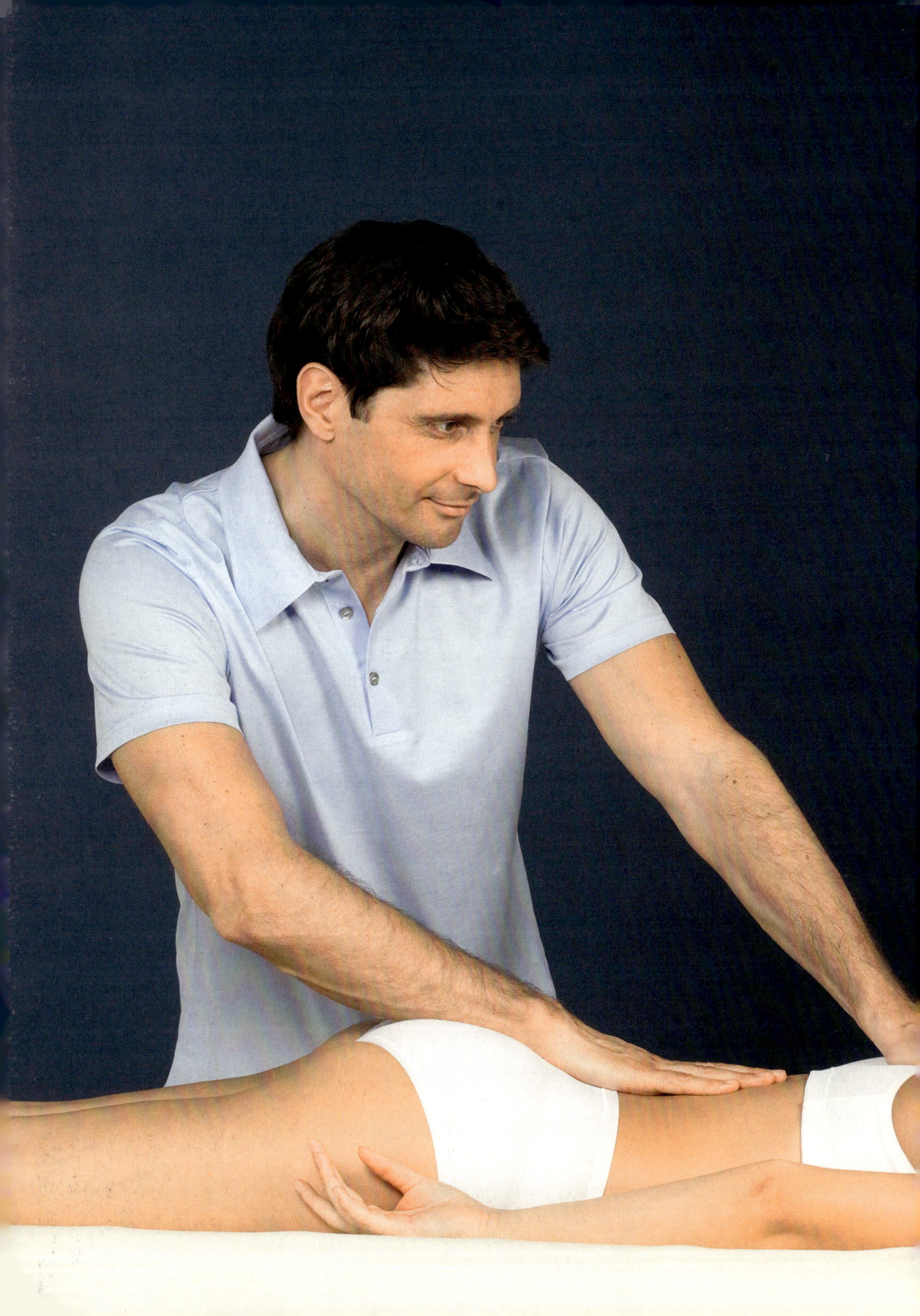

NEUE WEGE, NEUE CHANCEN

Der Osteopath »sieht« mit seinen Händen. Er erspürt und löst Körperblockaden, bringt das Gewebe ins Gleichgewicht und lässt die Lebensenergie wieder fließen.

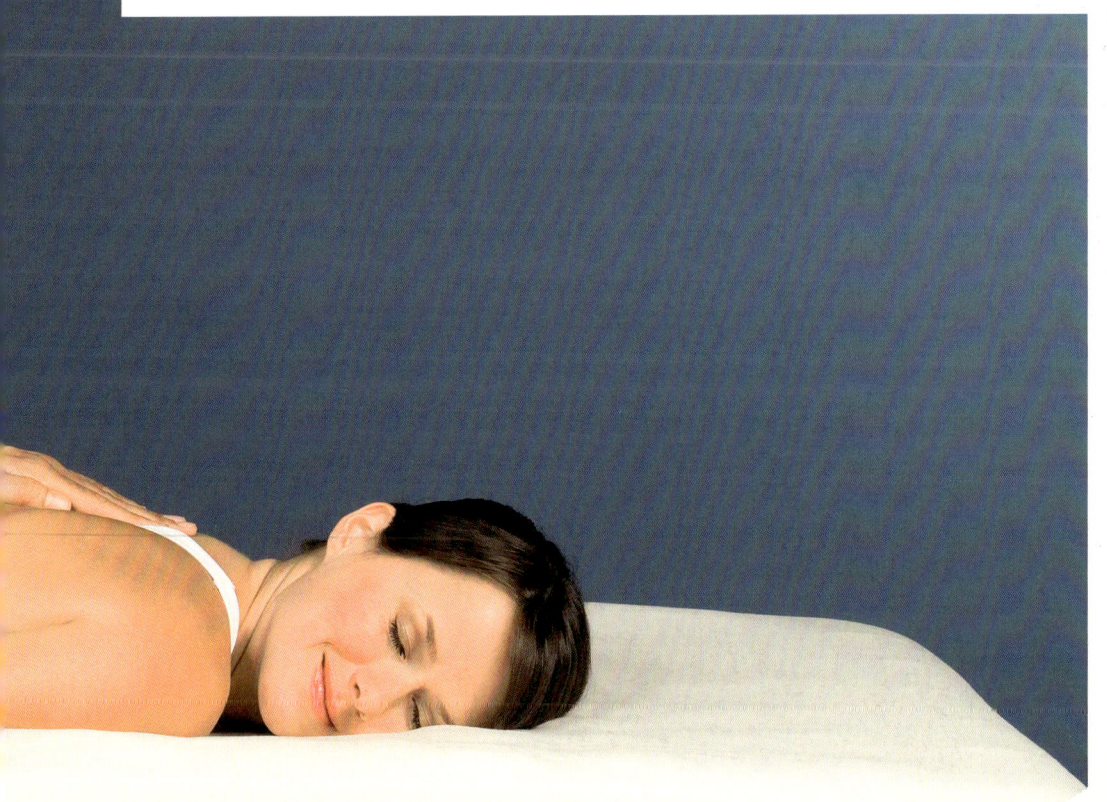

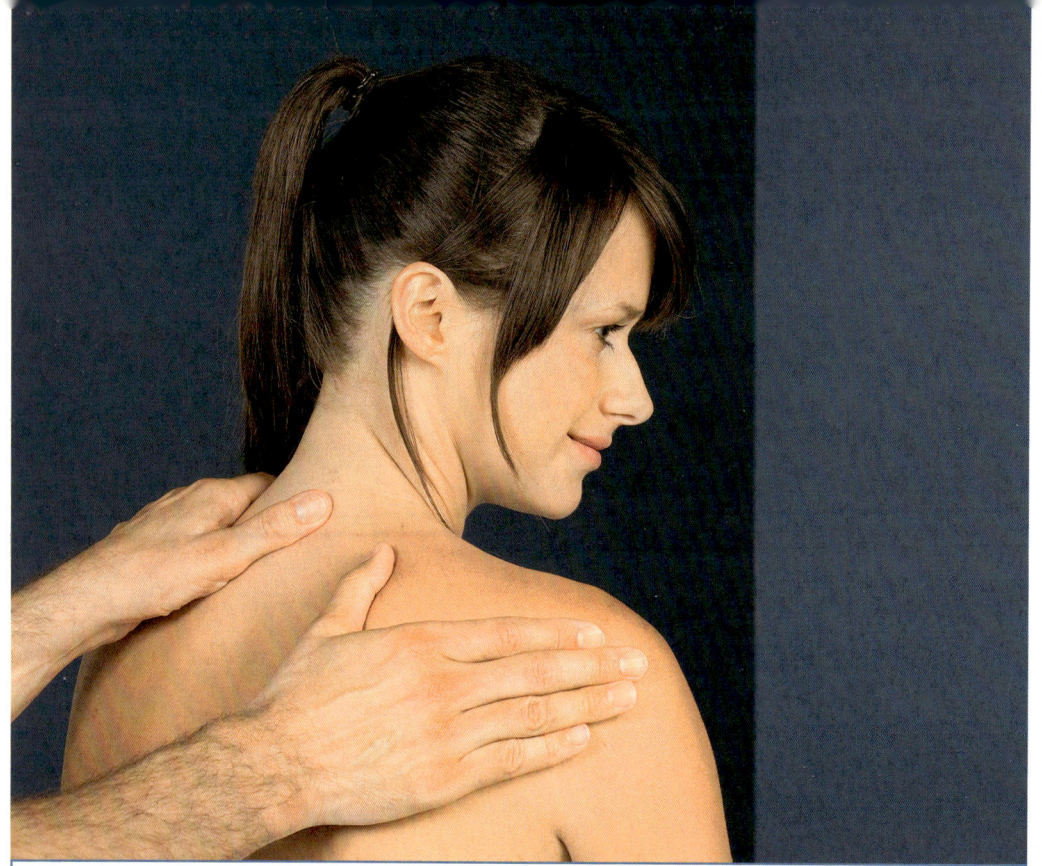

Über die Osteopathie

Osteopathie ist eine Heilmethode, die mit den Händen ausgeführt wird und ohne Apparate oder Medikamente auskommt. Die Behandlung ist auf Grund der sanften Berührungen und extrem leichten Gewebeverschiebungen oft kaum wahrnehmbar.

In den USA wird Osteopathie seit über hundert Jahren gelehrt. Sie ist völlig in das medizinische System integriert und wird an eigenen Universitäten gelehrt. Und sie versteht sich nicht als Konkurrenz zur Schulmedizin – beide Methoden ergänzen einander.

Dr. Andrew Still – ein intuitiver Arzt

Wie so viele Menschen, die etwas Neues in diese Welt gebracht haben, bringen und noch bringen werden, ist auch Dr. Andrew Taylor Still (1828–1917, USA), der Begründer der Osteopathie, eine interessante Persönlichkeit. Sein Vater, selbst Arzt, nahm den jungen Andrew Taylor oft mit auf seine Patientenbesuche und war somit sein erster Lehrmeister. Mit der Zeit entwickelte Still eine große Begeisterung für alle Lebewesen und ihre Funktion.

Schlüsselerlebnis in der Kindheit

Noch einschneidender war wahrscheinlich ein anderes Erlebnis: Als Junge litt Still an schweren Kopfschmerzen, die ihn schon frühzeitig veranlassten, sich mit dem eigenen Körper auseinanderzusetzen. Als ihn eines Tages erneut eine heftige Kopfschmerzattacke quälte, entfernte er das Sitzholz seiner von einem Baum hängenden Schaukel, verlängerte das Seil etwas und legte seinen Hinterkopf in die Schlinge. Durch diese Lagerung übte er einen Zug auf den Hinterkopf aus. Und siehe da: Dieser reduzierte sein Kopfweh so deutlich, dass er einschlief. Als der Junge wieder erwachte, war der Schmerz zu seiner Überraschung ganz verschwunden. Diese Technik, die er auch in der darauf folgenden Zeit immer wieder erfolgreich anwandte, war eines der Schlüsselereignisse zur späteren Entwicklung des osteopathischen Konzepts. In dieser Begebenheit lässt sich eine wesentliche Eigenschaft des Andrew Taylor Still erkennen: Er fand sich nicht einfach mit dem Schicksal ab. Vielmehr kämpfte er aktiv dagegen an und suchte nach passenden Lösungswegen. Im übertragenen Sinn hat die Entfaltung von Aktivität – wie Dr. Andrew Still sie praktizierte – Eingang in das therapeutische Konzept der Osteopathie gefunden. Denn durch aktive Maßnahmen des Patienten – etwa durch sanfte Übungen, Sport und Entspannungsmethoden, aber auch durch kleine Veränderungen im Lebensrhythmus – lassen sich körpereigene Selbstheilungskräfte auslösen. Und so ist neben der eigentlichen osteopathischen Behandlung die vom Therapeuten geleitete Aktivität des Patienten ein ganz entscheidender Beitrag auf dem Weg zur Gesundheit.

AUF DER SUCHE NACH GESUNDHEIT

»Wenn alle Teile des Körpers richtig ausgerichtet sind, haben wir perfekte Gesundheit. Wenn nicht, resultiert daraus Krankheit. Werden die Teile wieder korrekt ausgerichtet, weicht die Krankheit der Gesundheit.« *Dr. A. T. Still*

Schicksalsschläge als Wegbereiter

Durch eine Naturkatastrophe verlor Dr. Still eine Farm, die er kurz zuvor erworben hatte; er war finanziell ruiniert. Um seine Familie ernähren zu können, war er viele Jahre lang gleichzeitig als Arzt und Landwirt tätig. Während des Bürgerkriegs arbeitete er als Chirurg. In dieser Zeit weitete er seine medizinischen Kenntnisse aus, lernte aber auch immer mehr die Grenzen der damaligen Medizin kennen. Einen besonderen Wendepunkt stellte der Verlust dreier seiner Kinder dar, die bei einer Meningitisepidemie starben. Hilflos musste er als Arzt mit ansehen, dass die damaligen Heilmittel meist mehr schadeten als nutzten.

AUFGABE DES ARZTES
»Gesundheit zu finden sollte das Ziel eines Arztes sein. Krankheit kann jeder finden.«
Dr. A. T. Still

Die Entwicklung der Osteopathie

Nach weiteren Studien zum menschlichen Körper und mehrfachen negativen Erfahrungen mit den damals verwendeten Heilmethoden hisste Still im Jahr 1874 schließlich das »Banner der Osteopathie«, wie er sich später in seiner Biographie ausdrückte: Durch seine genauen Kenntnisse von Bau und Funktion des menschlichen Organismus hatte er innerhalb mehrerer Jahre eine Methode entwickelt, mit Hilfe seiner Hände im Körper des Patienten Heilprozesse auszulösen. Diese Therapie war anfangs unter dem Namen »Still-Behandlung« bekannt. Erst in späteren Jahren benannte er sie in Osteopathie um. In der kleinen Stadt Kirksville/Missouri baute Still eine osteopathische Praxis auf. Über die Jahre wurde er so bekannt und erfolgreich, dass Patienten von weither anreisten, um sich behandeln zu lassen.

Die Osteopathie in den USA

Überzeugt von seinen Ideen und beflügelt von seinen Therapieerfolgen, gründete Still im Jahr 1892 die Amerikanische Schule für Osteopathie. 1892 zählte die erste Klasse 21 Studenten; im Jahr 1900 wurden bereits 700 Studenten ausgebildet. Als Andrew Taylor Still im Jahr 1917 hochbetagt im Alter von 89 Jahren starb, hinterließ er eine vielversprechende Therapiemethode, die durch teilweise spektakuläre Heilerfolge immer bekannter wurde. Aus seiner Praxis war mittlerweile eine Klinik geworden, seine Anhänger gründeten landesweit weitere osteopathische Praxen und Schulen. Der Siegeszug der Osteopathie in den Vereinigten Staaten war unaufhaltsam – wenn auch nicht ohne Schwierigkeiten. Die traditionelle Medizin war den neuen Ideen gegenüber nämlich wenig aufgeschlossen. Es dauerte Jahrzehnte, bis die Osteopathie vollständig akzeptiert und in das medizinische Versorgungssystem integriert wurde. Der Prozess wurde erst zwischen 1967 und 1973 mit der vollständiger Anerkennung seitens aller staatlichen Stellen in allen amerikanischen Bundesländern abgeschlossen.

Heute gibt es in den USA 30 osteopathische Universitäten. Die Zahl der osteopathischen Ärzte beläuft sich auf etwa 45 000; sie arbeiten mit nichtosteopathischen (schulmedizinischen, von Osteopathen allopathisch genannten) Ärzten Hand in Hand. Die in den letzten Jahren ständig ansteigende Zahl der Studenten wird insbesondere von den Krankenkassen mit Interesse verfolgt. Schließlich arbeitet der osteopathische Facharzt ebenso effektiv wie kostengünstig. Der osteopathische Mediziner schließt mit dem Grad »Doktor der Osteopathie« (DO) ab, der Schulmediziner mit dem »Medical Doctor« (MD). Beide Studiengänge sind in den medizinischen Grundlagenfächern identisch; Osteopathen werden neben dem ganzheitlich-philosophischen Ansatz jedoch auch intensiv in den unterschiedlichen Gewebetechniken unterrichtet. Dementsprechend kann ein Osteopath in den USA außer osteopathischer Facharzt auch Facharzt in anderen Bereichen sein, wie Innere Medizin, Neurologie, Chirurgie oder Orthopädie.

TIPP
Für den Erfolg einer osteopathischen Behandlung ist vor allem die gute Ausbildung des behandelnden Therapeuten wichtig. Adressen von Verbänden, die Namen qualifizierter Osteopathen weitergeben, finden Sie ab Seite 123.

Die Osteopathie in Europa

In Europa ist die Methode zwar noch nicht so weit verbreitet, doch gibt es einen deutlichen Schub sowohl ärztlicher als auch nichtärztlicher Osteopathen zu verzeichnen. Schließlich steigt wie überall in der Welt auch bei uns das Interesse an der Osteopathie – und das sowohl von Seite der Therapeuten als auch der Patienten. In einigen Ländern Europas haben Osteopathen in den medizinischen Versorgungssystemen bereits einen festen Platz. Neben Ärzten üben dabei auch Therapeuten mit einer beschränkten Heilerlaubnis Osteopathie aus.

In Deutschland, wo die Osteopathie noch vor wenigen Jahren weitestgehend unbekannt war, verbreiten sich osteopathisch arbeitende Ärzte, Heilpraktiker und Physiotherapeuten inzwischen mit großer Geschwindigkeit. Leider gibt es aber immer noch keinen gesetzlich geregelten Ausbildungsgang, sodass die Qualität der angebotenen Therapie mehr oder weniger stark schwanken kann. Dabei ist die Lehre der Osteopathie dermaßen komplex, dass eine fundierte Ausbildung unerlässlich ist.

Osteopathie – ein ungewöhnlicher Name

Wahrscheinlich können Sie mit dem Namen Osteopathie nicht viel anfangen – aber keine Sorge, nur den wenigsten ist die Herkunft des Begriffs bekannt. Das griechische Wort »osteo« bedeutet Knochen, »pathos« heißt Leiden, Schmerz. Osteopathie steht also sinngemäß für ein »Leiden der Knochen«. Eine andere Interpretation des altgriechischen Begriffs ist »Leiden, bedingt durch den Knochen«. Weil Dr. Still Fehlstellungen der Knochen und deren Korrektur als wesentlich für seine Therapie ansah, nannte er seine Methode Osteopathie. Heute wissen wir zwar, dass praktisch alle Gewebearten, wie Muskeln, Faszien (bindegewebige Hülle der Muskeln), Bindegewebe, Bänder, Kapseln, Gefäße, Nerven, innere Organe und natürlich auch Knochen, in Fehlstellungen geraten können. Der Name Osteopatie ist dennoch geblieben. Es gibt aber noch einen zweiten Herleitungsversuch, der die Philosophie der Osteopathie anschaulich unterstreicht. »Pathos« bedeutet auch »Mitgefühl«, »mitleiden«, »sich in etwas hineinversetzen«. Osteopathie könnte demnach auch als »Mitgefühl mit den Knochen« übersetzt werden, was das sanfte Wesen der Osteopathie sehr gut beschreibt. Der Osteopath »fühlt« mit dem Gewebe mit und stellt dessen Gleichgewicht wieder her. So kann er Fehlfunktionen, Schmerzen und Krankheiten positiv beeinflussen.

Die Balance wiederherstellen

Dr. Andrew Taylor Still hatte einst beobachtet, dass ein kranker Körper immer von Problemen im Muskel- und Skelettsystem begleitet ist. Er führte diese Probleme auf Störungen und Ungleich-

SICHERER INDIKATOR
Knöchernes Gewebe kann oftmals am eindrucksvollsten Fehlfunktionen anderer Gewebebereiche aufzeigen, indem es wie ein Hebel Ungleichgewichte im Körper deutlich hervorhebt.

gewichte in der Gefäßzirkulation und im Nervensystem zurück. Durch die von ihm entwickelten Techniken der Gewebebehandlung normalisierte er Muskelspannung und Knochenstellung und stellte die reibungslose Funktion des Flüssigkeitsstroms und -austauschs wieder her. Im Lauf der Jahre erkannte man zudem, dass nicht nur von den verschiedenen Gewebearten – wie Knochen, Muskeln, Sehnen und inneren Organen – Fehlfunktionen ausgehen können, sondern auch von Umweltfaktoren und Emotionen.

Mitgefühl mit dem Patienten

Die Osteopathie ist eine ganzheitliche Behandlung: Bei seiner Arbeit berücksichtigt der Osteopath die auf den Patienten einwirkenden Umweltfaktoren genauso wie seine Persönlichkeit und Lebensumstände. Gut geschulte, erfahrene Osteopathen können die im Gewebe gespeicherten emotionalen Informationen verwerten. Auch der Patient wird aktiv in den Genesungsprozess mit einbezogen. Während der Osteopath die für den Patienten schwer zugänglichen Selbstheilungspotenziale anregt, muss dieser auf Anraten seines Osteopathen in bestimmten Lebensbereichen selbst tätig werden – beispielsweise durch mehr Bewegung, ein gezieltes Training, gesunde Ernährung, Ruhe und Entspannung (mehr dazu lesen Sie ab Seite 76).

GRUNDLAGE DES LEBENS

Für Andrew Taylor Still waren die ungestörte Bewegung und der ungehinderte Strom der Gewebeflüssigkeiten (Blut, Lymphe, Zellzwischenraumflüssigkeit) die Grundvoraussetzungen für Leben. Erst durch sie kann die lebensnotwendige Versorgung jeder einzelnen Zelle mit Nährstoffen und Sauerstoff sichergestellt werden – und auch der nicht minder wichtige Abtransport von Schlackenstoffen. Einschränkungen des Lebensflusses im Bereich der Gewebebewegungen, Stauungen im Bereich der Gefäße (Arterien, Venen, Kapillaren, Lymphbahnen), Druckeinwirkungen und Minderernährung der Nerven sah Still als Basis für die Entwicklung weiterführender Krankheiten. Wird die Funktionsstörung der Gewebe jedoch rechtzeitig behandelt, lässt sich der Prozess der zunehmenden Fehlfunktion wieder vollständig umkehren.

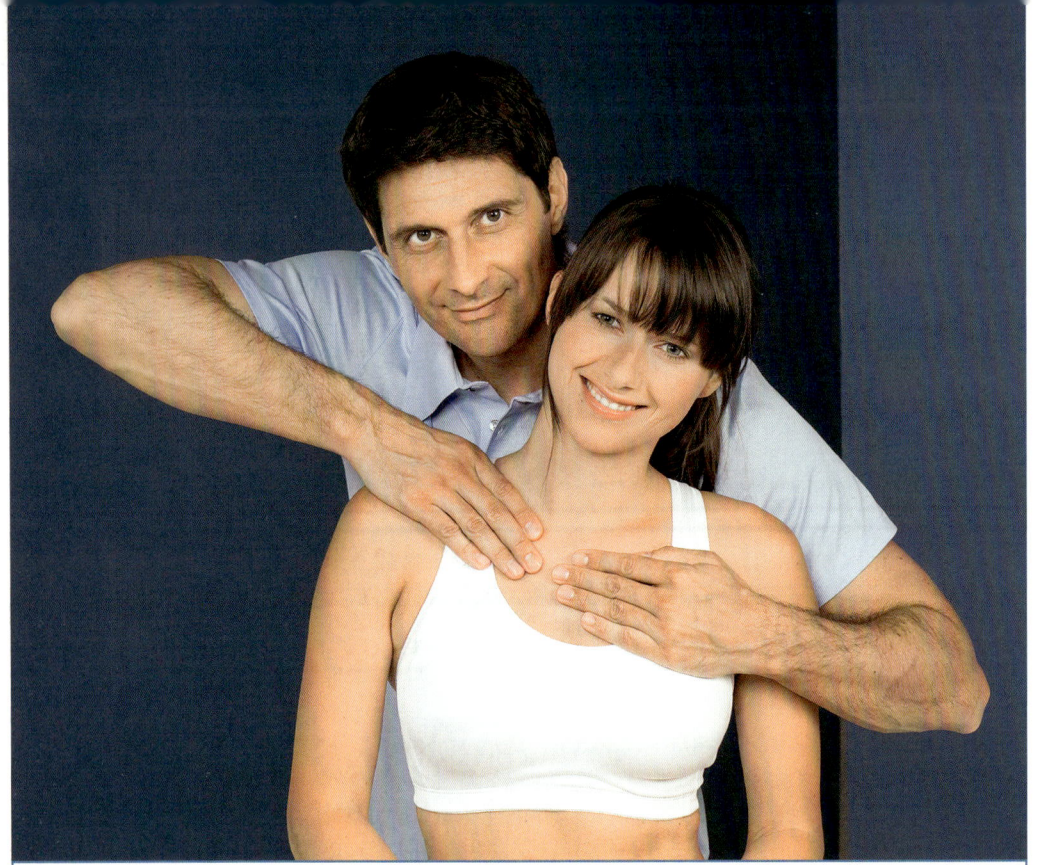

Die Philosophie
der Osteopathie

Die osteopathische Lehre ist nicht nur ein therapeutisches Behandlungsprinzip für bestimmte Schmerzsyndrome. Sie wird von den Osteopathen durch die ganzheitliche Betrachtungsweise des Körpers vielmehr als umfassendes Therapiekonzept für Körper, Geist und Seele gesehen.

Die Osteopathie bedient sich der wissenschaftlich gesicherten Erkenntnisse aus Medizin, Chemie, Physik und Biologie. Es kommen aber auch Methoden zum Einsatz, die sich zwar von der Erfahrung her als wirkungsvoll erwiesen haben, derzeit aber nicht wissenschaftlich nachgewiesen werden können. Die feine Entwicklung der Hände als überragendes Tastorgan stellt eine Kunst für sich dar (siehe Seite 18); das intuitive Erfassen der Zusammenhänge von Körper, Geist und Seele ist die Grundlage der therapeutischen Betrachtung. Das perfekte Zusammenspiel aller Gewebe ermöglicht eine ungestörte Funktion.

Die osteopathischen Prinzipien

Die Osteopathie wird von ihren Anwendern gleichermaßen als Philosophie, Wissenschaft und Kunst verstanden. Sie beruht auf vier Prinzipien (siehe Kasten unten), die nun erklärt werden sollen.

Das ganzheitliche Prinzip

Ganzheitlichkeit (Holismus) ist ein Modewort geworden, das allerdings nur wenige Therapien zu Recht für sich in Anspruch nehmen können. Denn leider wird nur allzu gern vergessen, dass eine Therapie auf rein geistiger, seelischer oder spiritueller Ebene ebenso wenig ganzheitlich ist wie eine reine Körpertherapie. »Ganzheitlich« bedeutet, den Körper des Menschen nicht in seine einzelnen Organbestandteile zu zerlegen. Will man zum Beispiel ein Organ oder Gelenk von Schmerzen befreien, darf man nicht nur den betreffenden Körperteil betrachten, sondern muss den gesamten Körper mit all seinen Verbindungen vom Scheitel bis zur Sohle mit einbeziehen.

Mehr noch: Neben dem Körper existieren die Seele und der Geist. Begriffe, die sich neben der stofflichen Organmedizin nur schwer fassen lassen und doch einen jeden Menschen entscheidend beeinflussen. Körper und Psyche sind untrennbar miteinander verbunden. Mentales, Spirituelles, Denken, Fühlen, Verstehen, Hoffen, Glaubensgrundsätze, Ethik und Moral sind nicht abtrennbare Bestandteile der

VIER PRINZIPIEN DER OSTEOPATHIE

> Der Mensch ist eine ganzheitliche Einheit aus Körper, Geist und Seele.
> Der Körper verfügt über Selbstheilungskräfte, Selbstregulationsmechanismen und Gesunderhaltungssysteme.
> Der Körper besteht aus Gewebestrukturen, deren Form und Funktion untrennbar miteinander verbunden sind.
> Die osteopathische Therapie ist eine Synthese der drei vorangegangenen Prinzipien: der Körper-Geist-Seele-Einheit, der Aktivierung der Selbstheilungskräfte und der Beziehung zwischen Gewebeform und -funktion.

Ganzheitlichkeit des Menschen. Ein Sturz kann neben der Gewebeschädigung auch ein emotionales Problem hervorrufen. Eine Konfliktsituation kann neben der emotionalen Belastung auch zu einem Gewebeschaden führen. Dies berücksichtigt die ganzheitliche Medizin. Entsprechend betrachtet der Osteopath neben dem Körper auch das Umfeld des Patienten mit allen möglichen Wechselwirkungen, ebenso den psychisch-emotionalen Aspekt, Fitness, Ernährung, Bewegung und Entspannung.

Alle diese Faktoren können, müssen aber nicht direkt angesprochen werden. Die jeweiligen Aspekte fließen in die Therapie mit ein. Aus der fundamental ganzheitlichen Sicht heraus bedient sich der Osteopath der schulmedizinisch nachvollziehbaren Techniken, aber auch der Erfahrungsheilkunde, deren Wirkprinzipien sich mit heutigen Messverfahren nur unvollkommen nachweisen lassen.

PERFEKTES ZUSAMMENSPIEL
»Mein Ziel ist, den Osteopathen zu einem Philosophen zu machen und ihn auf den Boden der Vernunft zu stellen.«
Dr. A. T. Still

Aktivierung der Selbstheilungskräfte

Den Selbstheilungskräften des Körpers kommt innerhalb des osteopathischen Konzepts eine herausragende Stellung zu. Die Osteopathie geht davon aus, dass jeder Körper mit natürlichen Korrekturkräften ausgerüstet ist, die versuchen, einen Organismus immer der bestmöglichen Gesundheit zuzuführen. Dr. Still war von den Körperkräften, die auch körpereigene Heilmittel produzieren, überzeugt. Heute wissen wir, dass tatsächlich ungeheuer viele körpereigene heilende Stoffe hergestellt werden können; ihre Wirksamkeit wird sowohl vom Gewebezustand als auch von psychischen, mentalen und sozialen Faktoren beeinflusst.

Selbstheilungskräfte wirken ungehindert, solange der Körper gut ausbalanciert ist und er Störungen aus eigener Kraft beseitigen kann. Ist diese Kompensationsfähigkeit etwa durch ein Gewebeungleichgewicht, Flüssigkeitsstauungen, eine mangelhafte Gewebeernährung, Druck auf Nerven, Fehlstellungen von Knochen oder die Minderbeweglichkeit von Organen erschöpft, wirken die Heilkräfte nicht mehr optimal. Emotionale Probleme, Stress, soziale Spannungen oder Konflikte können ebenfalls dazu führen, dass Störungen nicht aus eigener Kraft zu beheben sind; auch sie lähmen also unter Umständen die Selbstheilungskräfte.

Der Osteopath ist in der Lage, mit seinen Techniken Spannungen im Gewebe zu finden, diese aufzulösen und den Flüssigkeitsstrom wiederherzustellen; dadurch wirken auch Selbstheilung, Selbstregulation und Selbstorganisation wieder ungehindert. Durch die bestehenden Rückkoppelungen zwischen Körper, Geist und Seele können mittels Gewebekorrekturen zudem auch Faktoren der Psyche positiv beeinflusst werden.

Die Form folgt der Funktion

Wir kennen dieses Prinzip aus dem modernen Design: Die Form eines Gegenstands ist völlig auf dessen jeweilige Funktion ausgerichtet. Nichts Unnötiges trübt das Bild. Betrachten wir diese Regel am Beispiel des Flugzeugs: Seine Aufgabe (Funktion) ist es zu fliegen. Rumpf und Tragflächen sind so konstruiert, dass es sich in die Luft erheben und dort halten kann; ihre Form ist der Funktion des Fliegens völlig untergeordnet. Tritt nur ein kleiner Fehler in diesem ausgeklügelten System auf, kann er das System Fliegen gefährden, möglicherweise sogar zum Absturz führen.

Genau nach diesem Prinzip ist auch der menschliche Körper ausgerichtet. Jeder einzelnen Zelle kommt eine ganz bestimmte Funktion zu. Aussehen und Konstruktion der Zellen beziehungsweise der Zellverbände folgen bis ins Detail dieser bestimmten Funktion. Die Natur hat ein Gebilde mit vollkommenem Sinn und Zweck erschaffen. Allerdings sind wir keine tote Materie wie ein Flugzeug, sondern lebendige Wesen, die großer Sorgfalt bedürfen, damit alle Bestandteile des Körpers funktionieren.

Ein Flugzeug muss ständig gewartet werden, damit die täglichen Gebrauchsspuren beseitigt und kleinere Fehlfunktionen sofort behoben werden. Bei größeren Problemen müssen Spezialisten zu Rate gezogen werden. Nicht anders ist es im menschlichen Körper. Im Gegensatz zu einem Flugzeug ist er jedoch mit Selbstheilungskräften ausgerüstet. Allerdings muss jeder von uns diese selbst in Funktion setzen oder setzen lassen. Sie sollten Ihren Körper daher regelmäßig pflegen, damit er optimal funktioniert, sich regenerieren und reparieren kann. In schwierigen Fällen muss ein Spezialist (Therapeut) hinzugezogen werden.

URSACHEN-FORSCHUNG

Osteopathische Therapieprinzipien verstehen den Menschen als Einheit von Körper, Geist und Seele. Und entsprechend sind Diagnostik und Therapie angelegt: Der Osteopath behandelt nicht das Symptom, sondern sucht nach den genauen Ursachen für den Schmerz und das Unwohlsein.

Weitere osteopathische Grundsätze

Neben den genannten Prinzipien gibt es weitere Betrachtungsweisen, die uns das Wesen der Osteopathie und ihr Verständnis vom Körper näherbringen.

Die Sinnesleistung der Hand

Bewundern auch Sie Weinkenner, die in der Lage sind, Hunderte von verschiedenen Aromen zu unterscheiden? Feinschmecker, die Gewürze aus Speisen herauszuschmecken vermögen? Parfümtester, die mit großer Sicherheit Düfte in ihre »Bausteine« zerlegen und analysieren können? Niemand wird daran zweifeln, dass diese Sinnesleistungen hohe Kunstfertigkeiten sind.

Wie aber steht es mit den Sinnesleistungen der Hand? Sie ist eines der am höchsten entwickelten Organe aller Lebewesen. Sie war die Grundlage der weitreichenden menschlichen Entwicklung. Allein im Bereich der Fingerbeere befinden sich in einem Areal von einem Quadratzentimeter etwa 100 Druckrezeptoren, die einen Druckreiz aufnehmen. Im Gehirn werden mehrere 10 000 Nervenzellen aktiviert, die diesen Reiz entsprechend verarbeiten. Nur Hand und Mund besitzen so viele Druckrezeptoren. Und wir haben Rezeptoren für verschiedene Empfindungen: Berührung, Druck, Spannung, Kitzel, Vibration.

Die Hände eines erfahrenen Osteopathen sind ebenso feinsinnig wie Nase und Geschmackssinn der oben genannten »Spezialisten«. Mit ihrer Hilfe kann er Blockaden im Körper erspüren und lösen, damit die Lebenskraft wieder ungehindert fließen kann.

Leben ist Bewegung

Bewegung ist wichtig für Ihren Körper – eigentlich nichts Neues. Dennoch hat der Satz eine grundlegende Bedeutung für die Osteopathie. Denn auch wenn Sie irgendwo im Unterbewusstsein gespeichert haben, dass Bewegung für Ihre Gesundheit wichtig ist: Kennen Sie wirklich die Zusammenhänge dafür?

Das menschliche Leben ist ein Superlativ. Wir bestehen aus nahezu 100 Billionen Zellen (in Zahlen 100 000 000 000 000), jeden Tag werden etwa 500 Milliarden davon ab- und neue wieder auf-

---

FEINGEFÜHL

Die Fingerbeere kann Eindrucktiefen von einem hundertstel Millimeter wahrnehmen. Sie kann zwei gleichzeitig gedrückte Punkte sogar dann noch unterscheiden, wenn sie weniger als fünf Millimeter voneinander entfernt liegen. Zum Vergleich: Die Haut am Rücken registriert bereits zwei Punkte, die weniger als vier Zentimeter auseinanderliegen, als einen Punkt. Kein Wunder, sie enthält ja auch sehr viel weniger Rezeptoren.

gebaut. Dafür müssen »Baustoffe« herantransportiert und Abfall-stoffe weggeschafft werden. In jeder Sekunde werden mehrere Millionen Zellen erneuert. In jeder Sekunde laufen in jeder einzelnen Zelle mehrere Zehntausende chemischer und physikalischer Reaktionen ab. Unendlich große Zahlen. Und es gibt noch mehr Beispiele: Die Schleimhaut des Magen-Darm-Traktes wird ungefähr alle fünf Tage ausgetauscht. Alle vier Wochen sind unsere Hautzellen rundum erneuert, innerhalb von drei bis vier Monaten die Knochenbestandteile. Diese Liste ließe sich noch seitenlang weiterführen. Denn einzig unsere Herz- und Gehirnzellen sowie die peripheren Nervenzellen bleiben bestehen und werden nicht ausgetauscht. Sie sehen: Unser Körper ist in einzigartiger Weise Bewegungen ausgesetzt, deren feines Zusammenspiel die Grundlage unserer Gesundheit ist.

Leben ist Rhythmus

Unser Körper erneuert sich bis auf wenige Ausnahmen im Rhythmus von Sekunden, Minuten, Tagen, Wochen, Monaten und Jahren. Entsprechend benötigen wir die Abwechslung von Aktivität und passiver Entspannung. Dazu kommen Rhythmen, die dem Organismus als Taktgeber dienen, zum Beispiel

> die Nervenaktionen, ablesbar im EMG (Elektromyographie),
> die Herzaktionen, ablesbar im EKG (Elektrokardiogramm),
> der Hirnrhythmus, ablesbar im EEG (Elektroenzephalograhie),
> die Atmung und der Puls,
> der Wach- und Schlafrhythmus,
> der Eisprungzyklus der Frau,
> die hormonellen Rhythmen,
> die Peristaltik im Magen-Darm-Trakt (Bewegung zum Weitertransport des Nahrungsbreis),
> die Nahrungsaufnahme und Ausscheidung,
> die Zellschwingungen – bis hin zu den kleinsten Molekülbewegungen.

Osteopathen betrachten darüber hinaus zwei weitere Rhythmen:
> der Craniosacralrhythmus (siehe Seite 45 f.), der die Schwingungen der Hirn- und Rückenmarksflüssigkeit beschreibt;

IM NATÜRLICHEN TAKT
Alle Körperstrukturen unterliegen verschiedenen, gesetzmäßig ablaufenden Rhythmen, die die Grundlage unseres menschlichen Daseins darstellen.

> der Rhythmus der inneren Organe, die nicht statisch im Körper aufgehängt sind, sondern um bestimmte Achsen schwingen.

All diese Rhythmen dienen der Übertragung und Sammlung von Informationen. Sie richten den Körper aus und schaffen Ordnung im Organismus. Und der gesunde Körper ist in der Lage, alle Rhythmen miteinander zu koordinieren. Durch die unterschiedlichsten Taktgeber sind alle Körperzellen miteinander verbunden; keine Zelle ist isoliert.

Wie die Osteopathie den Körper betrachtet

Der Osteopath bedient sich verschiedener Modelle, um die Zusammengehörigkeit der Körperbestandteile zu illustrieren. Da ist zum einen das Bindegewebe, über das alle Gewebestrukturen miteinander verbunden sind (siehe Seite 22). Daneben stehen bestimmte Organe über anatomische Strukturen – beispielsweise Faszien, Gefäß-Nerven-Bündel, Muskeln, Sehnen und Bänder – fester miteinander in Beziehung als andere. Sie vermögen sogenannte Ketten zu bilden, auf denen sich Störungen im Körper wie auf Straßen ausbreiten können. Die Kenntnis dieser Strukturen ist für den Osteopathen von großer Wichtigkeit.

Unabhängig von diesen Verbreitungswegen können sich Gewebestörungen, Fehlspannungen, Ungleichgewichte auch direkt in das Nachbargewebe fortpflanzen. Die Weitergabe erfolgt dabei in alle Richtungen: von der Oberfläche in die Tiefe, von der Tiefe zur Oberfläche, von oben nach unten, von unten nach oben oder auch schräg. Kurzum: Gewebestörungen werden über das Bindegewebe in allen drei Dimensionen verbreitet.

Unser Körper lässt sich in viele Schichten unterteilt denken. Der Osteopath untersucht jede dieser Schichten auf Spannungen und Ungleichgewichte. Erhöhte Spannungen einer Schicht lassen sich auch in benachbarten Schichten fühlen. So erkennt der Osteopath durch die feine Kontaktaufnahme mit der Haut bereits an der Hautoberfläche, was sich in tieferen Schichten abspielt. Werden zum Beispiel bei Rückenschmerzen nur die hinteren Schichten untersucht, entgehen wertvolle Informationen, die in tieferen Schichten enthalten sind und unter Umständen den Ursprung

WAS MACHT UNS KRANK?

»Krankheit ist das Ergebnis einer mangelnden Bereitstellung von Körperflüssigkeiten und Körpersäften oder einer Einschränkung in der Lebensqualität.«
Dr. A. T. Still

der Beschwerden darstellen. Um der Ganzheitlichkeit des Körpers gerecht zu werden, sind unbedingt alle Strukturen in ihrem Zusammenhang mit anderen Geweben zu beurteilen. Der Osteopath untersucht daher den Körper in verschiedenen Schnittebenen. Durch unterschiedliche Druckausübung seiner Hand gelangt er von einer Körperebene zur nächsttiefergelegenen – und kommt somit den Ursachen für Beschwerden auf die Spur.

Das osteopathische Gelenk

Normalerweise bezeichnet der Begriff »Gelenk« eine bewegliche Verbindung zwischen zwei Teilen. Die Schulmedizin beschränkt dies auf die Knochen, beispielsweise beim Schultergelenk, Hüftgelenk oder Kniegelenk. In unserem Körper gibt es unzählige dieser Gelenke. Und jeder hat wohl schon einmal von Problemen im Bereich dieser Verbindungen gehört. Besonders zu nennen ist dabei der Gelenkverschleiß (Arthrose), der dadurch entsteht, dass sich der Knorpel im Gelenk zurückbildet. Die beiden gelenkbildenden Knochenenden können sich daraufhin nur noch unter sehr großer Reibung gegeneinander bewegen, was mehr oder weniger große Schmerzen verursacht.

Der Osteopath jedoch betrachtet Gelenke im erweiterten Sinne: Er bezeichnet alle Strukturen, die aufeinandertreffen, als Gelenk, weil sie sich in irgendeiner Form gegeneinander bewegen. So gibt es neben dem schon genannten Knochen-Knochen-Gelenk noch das Knochen-Organ-Gelenk (etwa Schambein-Blase), das Muskel-Organ-Gelenk (beispielsweise Niere-Hüftbeugemuskel) und das Organ-Organ-Gelenk (wie Niere-Leber). Diese Definition unterstreicht ein weiteres Mal, wie wichtig die Beweglichkeit aller Körperstrukturen in der Osteopathie ist – in ganz besonderem Maße für unsere Gesundheit.

ORGAN-ORGAN-GELENK

Ein Beispiel eines osteopathischen Organ-Organ-Gelenks ist die unmittelbare Nachbarschaft zwischen Blase (1) und Gebärmutter (2).

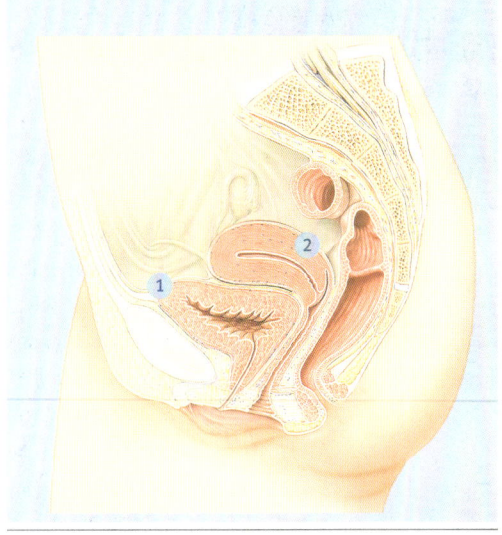

Das Bindegewebe – ein BINDE-Gewebe

Jede einzelne Körperstruktur ist von einer Hülle – der Faszie – umgeben. Diese Faszien bezeichnet man als Binde- oder Fasziengewebe. Sie umhüllen jedes einzelne Organ, etwa Leber, Herz, Nieren oder Milz, wie eine Folie. Auch andere Strukturen sind mit einer bindegewebigen Haut umgeben: jeder Knochen von der Knochenhaut, jeder Muskel von der Muskelfaszie oder jede Sehne von der Sehnenscheide. Und selbst größere Strukturen, wie der Bauch- oder Brustraum, können nochmals durch Bauch- oder Brustfell umhüllt sein. Darüber hinaus sind – wie der Name schon andeutet – alle Körperstrukturen durch das Bindegewebe miteinander verbunden. Auch die versorgenden und entsorgenden Systeme – Gefäße, Lymphbahnen und Nerven – finden hier ihren Platz. Würden sämtliche Organe aus einem Menschen entfernt, erhielten wir mit dem Bindegewebe eine genaue »Negativform« seines Körpers und seiner Organstrukturen.

Da alle Teile unseres Körpers über das Bindegewebe miteinander in Verbindung stehen, stellt dieses einen wichtigen Kommunika-

NEUE ERKENNTNISSE ZUM BINDEGEWEBE

In der Vergangenheit wurde das Bindegewebe mit Ausnahme der Stütz- und Füllfunktion als Gewebe ohne weitere spezifische Funktion abgetan. Die neuere Forschung zeigt aber, dass gerade dem Bindegewebe als Mittler aller Gewebe eine überragende Stellung als Melde- und Regulationsgewebe zukommt: Kein Nährstoff, kein Sauerstoffmolekül, kein Schlackenstoff, kein Hormon oder Enzym kommt an einer Passage durch das Bindegewebe vorbei. Auf Grund der chemischen Zusammensetzung des Bindegewebes lassen sich über Botenstoffe oder eine Veränderung der chemischen Zusammensetzung Informationen mit weit entfernt liegenden Regulationszentren austauschen. Auf mechanische Beanspruchung reagiert das Bindegewebe visko-elastisch, das heißt, es können verschiedene Zustände eingenommen werden – flüssig oder fest, verkürzend oder dehnend. Zug, Druck oder Verdrehung werden vom Bindegewebe in elektromagnetische Phänomene (Piezoelektrizität) umgewandelt, die wiederum die übergeordnete Körperregulation beeinflussen können. Osteopathen sehen das Bindegewebe daher als eines der Schlüsselgewebe für Diagnostik und Therapie.

tionsweg im Organismus dar. So wie zum Beispiel bereits ein kleines Gewicht an einem an einer Leine aufgehängten Betttuch Spannungsfalten in Richtung des Gewichts verursacht, lösen auf das Bindegewebe einwirkende Spannungen Gewebefalten aus. Sie schaffen ein Ungleichgewicht im Körper und behindern dadurch die Körperfunktionen. Dies erklärt, warum sich beispielsweise eine Beeinträchtigung am Fuß auf den Kopf auswirken kann oder sich mit einer Behandlung am Fuß Kopfweh beheben lässt. Über den Weg der Faszien, die in jeden Winkel im Körper vordringen, können Sie eben jede beliebige Stelle erreichen.

Eine Reise ins Innere des Körpers

Lassen Sie uns eine Reise machen. Im Anschluss daran wird es Ihnen noch leichter fallen, Ihre Körperfunktionen mit dem Blick eines Osteopathen zu betrachten und sein Denken zu verstehen. Stellen Sie sich vor, Sie wären eine Niere. Was wäre Ihre Aufgabe? Sie müssten den Flüssigkeitshaushalt im Körper regulieren. Bei einem großem Angebot an Flüssigkeit würden Sie viel Harn produzieren. In »Trockenzeiten« würden Sie dem Körper Wasser einsparen und sehr konzentrierten und wenig verdünnten Harn ausscheiden (intensive Gelbfärbung). Des Weiteren müssten Sie das sogenannte Ionenmilieu, also die Konzentrationen von Mineralstoffen und Spurenelementen wie Natrium, Kalium, Kalzium, Magnesium oder Chlor, konstant halten und für die Ausscheidung von Stoffwechselprodukten sorgen – etwa verbrauchtes Eiweiß, Harnstoff, Harnsäure, Kreatinin und Phosphat.

Und hier noch ein paar Dinge, die Sie als Niere vollbringen müssten – die Zahlen werden Sie sicher erstaunen:

> Mit jedem Atemzug bewegt sich die Niere auf und ab. Sie »wandert« dabei drei Zentimeter; bei rund 15 Atemzügen pro Minute sind das jeden Tag etwa 600 Meter.

> Die Nieren durchströmen Tag für Tag 1500 Liter Blut; davon werden durch die Aussiebung von zur Ausscheidung geeigneter Stoffe 150 Liter Primärharn gebildet. Von diesen 150 Litern werden nach weiteren Aussiebungen letztendlich etwa 1,5 Liter Harn ausgeschieden.

DIE FASZIEN

Das Fasziengewebe wird gerade intensiv erforscht: Das bindegewebige Hüllgewebe scheint eine viel größere Auswirkung auf die Steuerung der Körperhaltung zu haben, als bislang angenommen. Das Gleiche gilt für seine Rolle bei der Aufrechterhaltung von Schmerzzuständen. So weiß man zum Beispiel, dass die Muskelfaszien am Rücken Verbindungen zu bestimmten Wirbelkörpern besitzen. Das wiederum erklärt die Wirksamkeit von Muskel-Faszien-Lösetechniken, die oft eine deutliche Schmerzreduzierung bewirken (siehe Seite 52).

ELASTISCHE VERBINDUNG

Die Niere (1) »reitet« auf dem Hüftbeuge-muskel (2). Organ und Muskel beeinflussen sich gegenseitig.

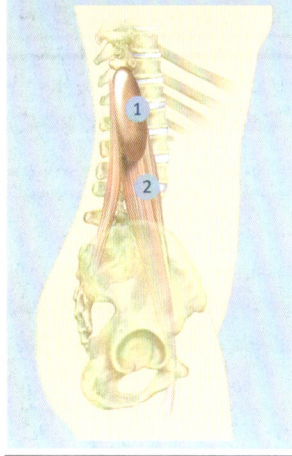

Ist es nicht eine ungeheure Leistung, die dieses kleine Organ er-bringen muss? Was wäre wohl Ihre Forderung als »Niere« an den Körper, wenn Sie so enorm viel Energie für Ihre vielfältigen Auf-gaben aufbringen müssten? Ganz sicher würden Sie doch erwar-ten, dass sowohl die Gefäß- und Nervenversorgung als auch die Beweglichkeit gegenüber anderen Körperstrukturen im wahrsten Sinne des Wortes reibungslos funktionieren.

Die Niere braucht, wie alle Körperstrukturen, eine freie und un-gehinderte Beweglichkeit, um optimal zu funktionieren. Aus die-sem Grund ist sie lediglich mit den Nierenarterien und -venen an die große Bauchschlagader und die große Bauchvene angehängt und schwingt ansonsten frei. Ebenso sind die Kapseln um sie herum großzügig angelegt; sie sind lediglich mit dem sogenann-ten Speicherfett angereichert und gepolstert. Schließlich bedeutet geringe Reibung mit umliegenden Strukturen möglichst geringen Energieverbrauch und eine ungehinderte Konzentration auf die eigentlichen Aufgaben.

Auslöser einer Kettenreaktion

Durch was könnte nun die Niere in ihrer Funktionsweise gestört werden? Wir haben einmal nur ein Problem herausgegriffen: Sie liegt mit ihrer Kapsel auf einem wichtigen Muskel, dem Hüftbeu-gemuskel (Musculus psoas). Bei Becken- oder Wirbelsäulenpro-blemen reagiert dieser mit einer vermehrten Anspannung (Hy-pertonus). Dauert diese Anspannung über eine längere Zeit an, kann sie den Gleitmechanismus der Niere auf dem Hüftbeuge-muskel beeinträchtigen. Da Spannungsverhältnisse auch auf an-dere Strukturen übergehen, werden möglicherweise auch die Nie-renkapsel, später eventuell sogar Teile der Niere selbst in die ver-mehrte Spannung mit einbezogen. Die Niere muss dann mehr Energie aufbringen, um ihre Beweglichkeit aufrechtzuerhalten; je nach Schwere beeinträchtigt dies ihre eigene Funktion mehr oder weniger. Und selbst wenn sich nach einiger Zeit das Becken- oder Wirbelsäulenproblem wieder auflösen sollte, kann eine Funktionsstörung der Niere in Form einer verminderten Beweg-lichkeit zurückbleiben. Und die kann ihrerseits immer wieder das

Becken- oder Wirbelsäulenproblem reaktivieren. Keiner vermag Ihnen dann zu erklären, warum Ihre Schmerzen immer wieder kommen – bis Sie auf einen erfahrenen Osteopathen treffen, der die Ursache für das Problem mit dem Rücken im Bereich der Niere lokalisiert und dort angeht.

Die Wirkungsweise der Osteopathie

Der Osteopath ist kein »Heiler«, der Probleme im Körper in Sekundenschnelle auflösen kann. Um ihn und seine Arbeit richtig zu verstehen, müssen wir mit dem Bild der »Barrieren« arbeiten. Der Osteopath ist in der Lage, Blockaden aufzuspüren, zu beseitigen und die normale Gewebebeweglichkeit wiederherzustellen.

Barrieren abbauen

Das Leben ist Bewegung, alles ist im Fluss. Bilden sich in einem Flussbett Barrieren aus Steinen oder angeschwemmtem Holz, entstehen Strudel, die einen Teil der Energie nehmen. Steine in einem Flussbett lassen sich mit Barrieren im Bereich der Körperflüssigkeiten gleichsetzen: Sie bedeuten ein Hindernis im Fluss der Körpersäfte. Werden die Barrieren im Körper abgebaut, können die Körperflüssigkeiten wieder ungehindert fließen und die verschiedenen Rhythmen wieder ungestört schwingen.

Es gibt sicherlich mehrere Barrieren im Körper, die Osteopathie bezeichnet sie als Störungen erster, zweiter, dritter Ordnung usw. Als Barriere oder Störung erster Ordnung wird das Ursprungsproblem bezeichnet, also die Störung, die zeitlich gesehen zuerst auftrat. Im Anschluss an dieses Ursprungsproblem kann sich eine weitere Störung entwickeln: die Barriere zweiter Ordnung. Daraus ist wiederum die Entwicklung einer neuen Störung möglich. Um noch einmal auf die Niere zurückzukommen: Bei unserem Beispiel kann sie eine Störung erster Ordnung entwickeln, also die Ursprungsstörung darstellen. In weiterer Folge kann sich der Hüftbeugemuskel anspannen (Störung zweiter Ordnung), eine Beckenfehlstellung verursachen (Störung dritter Ordnung) und dies schließlich zu einer Fehlanspannung der Rückenmuskulatur führen (Störung vierter Ordnung). Von den Zusammenhängen

BEWEGLICHKEIT IST WICHTIG

Die ungehinderte Gleitfähigkeit der Niere ist eine unabdingbare Voraussetzung, damit das Organ zur vollen Leistung fähig ist. Eine gestörte Gleitfähigkeit kann sich unter anderem in Rücken- oder Knieschmerzen äußern.

merkt der Patient nichts. Er nimmt lediglich den Rückenschmerz wahr, der durch die letzte Barriere verursacht wird. Der Osteopath jedoch muss sich den entscheidenden Störungen erster Ordnung zuwenden. Sie sind in der Regel die wichtigsten Barrieren. Erst wenn sie beseitigt sind, kann sich der Körper neu ausrichten.

Was passiert mit den anderen Störungen?

Die Behandlung der ursächlichen Störung bleibt natürlich nicht ohne Folgen: Sie müssen sich das Ganze vorstellen wie bei einer Fußballmannschaft. Ein erfolgreiches Team besteht aus elf einzelnen, optimal zusammengestellten Spielern. Als Manager einer leistungsgeschwächten Crew können Sie nicht einfach alle Spieler auf einmal auswechseln. Also werden Sie die Mannschaft an einigen Schlüsselpositionen verändern. Dadurch kommt es zu einer Neuausrichtung des gesamten Teams – es spielt jetzt wie »ausgewechselt« und erbringt plötzlich wieder eine super Leistung.

Auch unser Körper kann nur optimal funktionieren, wenn alle Organe miteinander harmonieren. Deshalb nimmt der Osteopath ähnlich wie der Fußballcoach Korrekturen an Schlüsselpositionen im Körper vor und entfernt auf diese Weise entscheidende Barrieren. Dadurch befähigt er den Organismus, sich selbst neu auszurichten, das Körpergleichgewicht wiederherzustellen und die Selbstheilungskräfte wirken zu lassen.

Energieimpulse setzen

Kennen Sie den Domino-Day? Jährlich versuchen Spieler dabei aufs Neue, zauberhafte Bilder aus den kleinen schwarzen Steinen zu legen. Das Besondere daran: Erst wenn ein ganz bestimmter Stein angestoßen wird, löst er eine Kettenreaktion aus; die restlichen Steine fallen dann kaskadenartig um, bis das gewünschte Motiv zu erkennen ist. Damit das System völlig reibungslos und ohne weiteres Zutun läuft, müssen die Teilnehmer jedoch den richtigen Dominostein anstoßen, muss die Energie an der entscheidenden Stelle ansetzen.

Genau so ist es bei unserem Körper: Werden an der richtigen Stelle Barrieren beseitigt und wird an Schlüsselstellen Energie

AUF DIE ERFAHRUNG KOMMT ES AN

Das Verhalten der Gewebe kann sich in Millimeterabständen verändern. Haut, Unterhaut, Bindegewebe, Muskeln, Gefäße weisen unterschiedliche Eigenschaften auf, die je nach Region sehr unterschiedlich reagieren. Ein Osteopath muss viele tausend Patienten untersucht und behandelt haben, um normales Geweberverhalten sicher von funktionsgestörtem zu unterscheiden.

eingebracht, kann der Organismus selbsttätige Eigenregulationen und selbstständige Ausbalancierungen in Gang zu setzen – wie beim Domino-Effekt. Der Osteopath kann an der richtigen Stelle die dazu nötigen Energieimpulse geben und so die Selbstheilungskräfte aktivieren. Je nach individueller Diagnose müssen bei der Behandlung mehr oder weniger viele Störungen gelöst werden. In vielen Fällen reicht jedoch bereits die Therapie einer Schlüsselbarriere aus, um die Selbstheilungskräfte anzustoßen.

Die Funktion wiederherstellen

Jeder Osteopath verfügt über sehr genaue Kenntnisse in Anatomie, Physiologie und Biochemie – kurzum, er kennt die wissenschaftlichen Grundlagen der Körperfunktion. Mit seinen trainierten Händen, seinem geschulten Blick und seinen intuitiven Fähigkeiten vermag er das bestehende Problem seines Patienten schnell einzukreisen. Im Unterschied zu anderen Therapeuten wird er aber nicht direkt in die Funktion des Körpers eingreifen.

Stellen Sie sich den Körper einfach einmal als gigantisches Räderwerk vor. Jedes Organ ist ein Zahnrad – und die gibt es in vielen unterschiedlichen Größen. Alle greifen ineinander und arbeiten zusammen – jedes noch so kleine Zahnrädchen ist wichtig, damit alles reibungslos läuft. Ist ein Zahnrad in seiner Bewegung behindert, kann dies mehr oder weniger große Auswirkungen auf den gesamten Mechanismus haben, wodurch noch weitere Zahnräder in ihrer Funktion eingeschränkt werden. Und das auch dann, wenn sie gar nicht direkt neben dem beschädigten Rad liegen, sondern bisweilen sogar ziemlich weit entfernt davon.

Der Osteopath spürt das »beschädigte« Zahnrad auf und macht es wieder beweglich, indem er es im übertragenen Sinn von Rost

GU-ERFOLGSTIPP

REFLEXZONENMASSAGE

Ein gutes Beispiel für die weitreichenden Verknüpfungen im Körper ist die Reflexzonenmassage: Unsere Hände und Füße sind wie »Landkarten« unserer Organe. Werden sie an entsprechender Stelle massiert, wird dadurch die Organfunktion verbessert und vorhandene Schmerzen werden gelindert. Haben Sie Lust es auszuprobieren? Die Reflexzone der Wirbelsäule verläuft an den Fußinnenseiten – vom ersten Gelenk der großen Zehs bis zum hinteren Ende des Fersenbeins. Massieren Sie diese Zonen sanft und verweilen Sie nur auf schmerzenden Punkten mit etwas mehr Druck, bis der Schmerz abklingt.

und Staub befreit und schmiert. Er führt wie ein Techniker oder Monteur eine Wartung aus. Allerdings tauscht er dabei die geschädigten Teile nicht aus, sondern verbessert ihre Funktion oder stellt sie überhaupt wieder her. Nur wenn ein Teil so sehr geschädigt ist, dass es ausgetauscht werden müsste, käme ein anderer Fachmann zum Zuge – zum Beispiel ein Chirurg.

Flüssigkeitsströme im Körper regulieren

Panta rhei: Alles fließt. Der Ausspruch des altgriechischen Philosophen Heraklit beschreibt ein Lebensprinzip, das auch auf den Körper uneingeschränkt anzuwenden ist. Für den Osteopathen ist der freie Fluss der Körperflüssigkeiten für die Gesundheit unverzichtbar. Um ihn zu gewährleisten, bringt er das Gewebe wieder ins Gleichgewicht, entfernt Blockaden und Barrieren. Erst dann können die Flüssigkeitsströme in den Blutgefäßen und Lymphbahnen wieder ungehindert fließen, können Nervenbahnen und Immunsystem wieder ohne Einschränkungen funktionieren. Der Fluss des Lebens kann, befreit von allen Hindernissen, erneut mit voller Kraft wirken und sich ganz auf die Gesundheit des Menschen konzentrieren.

Gesundheit und Krankheit aus Sicht der Osteopathie

Die Weltgesundheitsorganisation (WHO) beschreibt Gesundheit als »das leibliche, seelische und soziale Wohlbefinden des Menschen«. Dies ist sicherlich erstaunlich, denn schließlich wird dabei den subjektiven Eindrücken ein nicht unerheblicher Stellenwert zugeordnet. Die klassische Schulmedizin dagegen legt vor allem Wert auf objektive Befunde, die sich mit technischen Geräten messen und kontrollieren lassen.

Gesundsein kostet Kraft

Der menschliche Körper ist ein »offenes biologisches System« und als solches einer Vielzahl möglicher Störfaktoren ausgesetzt. Können Sie sich vorstellen, welcher körpereigenen Harmonie es bedarf, sie alle abzuwehren? Um diese Leistung zu erbringen,

DEN ENERGIEFLUSS ANREGEN
Wesentlicher Bestandteil der osteopathischen Philosophie ist die Fähigkeit, Selbstheilungskräfte im Körper zu aktivieren.

muss sich der Körper in einem perfekten Zustand befinden; es bedarf eines fein justierten Gleichgewichts aus Bewegung, Erneuerung und Rhythmus. Allein im Darm beispielsweise, der zu 80 Prozent für unser Immunsystem zuständig ist, gibt es Milliarden von Helfern: Bakterien, die uns dabei unterstützen, unsere Nahrung zu verwerten. So gesehen, ist der Status Gesundheit gar nicht so selbstverständlich. Schließlich muss zu seinem Erhalt wesentlich mehr Energie aufgewendet werden als für das Gegenteil – den Status Krankheit.

Um seine Gesundheit zu bewahren, existieren im Körper hoch komplizierte Regelkreisläufe, in denen ununterbrochen Korrekturmaßnahmen durchgeführt werden. Ein Naturgesetz besagt, dass der Körper mit seinen Selbstheilungskräften und den Maßnahmen zur Eigenkorrektur ständig versucht, den Zustand bester Gesundheit zu erreichen. Und diese muss jede Sekunde aufs Neue verteidigt werden.

Jeder von uns hat es selbst in der Hand, seine Körperbewegungen und -rhythmen zu unterstützen oder seinen Körper durch eine nachlässige Lebensweise noch zusätzlich zu belasten. Die Physik hat mit ihren Erkenntnissen dabei wesentlich zur Entwicklung neuer Modellvorstellungen von Körperfunktionen beigetragen. Mit Hilfe von Quantenphysik, Molekularphysik, Kybernetik oder Chaosforschung konnte gezeigt werden, dass Kraftfelder, elektromagnetische Schwingungen oder Photonenstrahlungen Körperprozesse lenken; der Körper als Ganzes ist ein gigantisches Informationssystem. Materie, also unsere Gewebestrukturen, stellt nichts anderes als Energiefelder dar. Es gibt keine einzelne, isolierte kranke Zelle. Es ist immer der ganze gesamte Organismus beteiligt, der als Ganzes Gegenmaßnahmen ergreift.

Was das Ganze mit Osteopathie zu tun hat? Osteopathische Grundsätze sehen den Menschen aus der Erfahrung und Intuition heraus als Flüssigkeits- und Energiekörper. Und es ist Aufgabe des Osteopathen, diesen wieder dahin zu bringen, dass Selbstordnung, Regulation und Selbstheilung funktionieren können. Nur dann sind wir gesund, fit und leistungsfähig – und fühlen wir uns rundum wohl in unserer Haut.

GUT VERSORGT

Der Körper besitzt ein fein verzweigtes Ästelwerk von Kapillaren, die jede einzelne Körperzelle mit Nährstoffen versorgen und verbrauchte Substanzen abtransportieren. Barrieren behindern und sorgen dafür, dass die Zellen nicht optimal »gewartet« werden.

Der Körper in der Balance

Stellen Sie sich Ihren Körper als fein reguliertes Mobile vor. So ein Mobile ist ein System, das weder völlige Stabilität noch Labilität aufweist. Es ist dynamischen Kräften ausgesetzt und bringt sich, wenn die Gleichgewichtslage stimmt, immer wieder von selbst in die Balance. Es steht im Gleichgewicht mit den das Mobile bildenden Strukturen und den von außen angreifenden Kräften – die am deutlichsten durch den Wind symbolisiert werden. Durch gewisse Ereignisse geschwächt, kann das System an bestimmten Stellen mit seinen Selbstregulationskräften überfordert werden. Dann verliert es seine Balance oder gerät an diesen Stellen aus dem Lot. Bei völligem Versagen der sich vorher im Gleichgewicht befindlichen Strukturen kann sogar das ganze System zusammenbrechen.

Der Körper muss wie ein Mobile in der Lage sein, sich perfekt auszubalancieren. Ist der Mensch krank, dann hilft die osteopathische Behandlung dem Organismus, die nötigen Korrekturen auszuführen und wieder ins Gleichgewicht zu finden.

Osteopathie und Schulmedizin

Obwohl die Diagnosemöglichkeiten immer besser, die technischen Gerätschaften immer teurer und ausgefeilter werden, wenden sich die Patienten verstärkt den alternativen Heilverfahren zu. Dabei besitzen wir gerade in Deutschland einen medizinischen Standard, der kaum zu übertreffen ist. Millionen von Patienten kann heute mit modernen Therapieverfahren entscheidend geholfen werden.

Die Schulmedizin ist auf Grund der unglaublichen Wissensmehrung sogar so komplex geworden, dass es auch innerhalb der verschiedenen Facharztgruppen noch ausgewiesene Spezialisten gibt. Vom schulmedizinischen Standpunkt aus ist diese Unterteilung sinnvoll, hat die Medizin doch ein solch ungeheures Spezialwissen angehäuft, dass ein Einzelner kaum mehr alle Bereiche überblicken kann. Doch genau darin liegt auch die Schwäche der Schulmedizin: Sie verletzt das der Natur zugrunde liegende Prinzip der Ganzheitlichkeit. Symptomatisch dafür ist die Zunahme

KEIN STARRES SYSTEM
Die Osteopathie ist ein dynamischer Prozess, der ständig Änderungen und Anpassungen unterworfen ist. Die Techniken werden laufend weiterentwickelt und durch neue Verfahren ergänzt. Dabei werden neue Forschungserkenntnisse und Therapieansätze ebenso integriert wie die ständige Fortentwicklung der Menschheit.

von chronischen Erkrankungen, von Befindlichkeitsstörungen und Schmerzen, deren Ursache selbst mit modernsten Diagnoseverfahren nicht gefunden werden kann. Der Fortschrittsglaube liegt im Detail, ganzheitliche Prinzipien werden nicht oder kaum mehr verfolgt – im Gegensatz zur Osteopathie und zu anderen alternativen Heilmethoden.

Der Osteopath: kein Wunderheiler

Trotz aller Erfolge der Osteopathie muss an dieser Stelle noch einmal deutlich herausgestellt werden, dass der Osteopath sich nicht als Wunderheiler versteht – und auch kein Wunderheiler ist. Eine komplette Ausheilung kann nur dann sichergestellt werden, wenn die Körperstrukturen (noch) nicht einer Veränderung oder Zerstörung unterliegen, die eine Selbstheilung oder Regeneration ausschließen. Die Grenzen des Osteopathen liegen somit innerhalb der Grenzen der Selbstregulation des Organismus. Dies gilt für den Körper ebenso wie für Geist und Seele.

Unterschiede zwischen Schulmedizin und Osteopathie

Die Tabelle zeigt die unterschiedlichen Ansatzpunkte auf. Die osteopathischen Grundsätze gelten dabei auch für andere komplementäre Verfahren, wie Akupunktur oder Homöopathie.

	Schulmedizin	Osteopathie
konzentriert sich auf	Krankheit	Gesundheit
Therapieansatz	Bekämpfung der Krankheit, Kampf gegen Symptome, Heilung von außen	Aktivierung der Selbstheilungskräfte, Stärkung der Selbstregulation, Heilung von innen
Beurteilung	Schädigung der Zelle, krank machende Eindringlinge	Verlust der Eigenregulationsfähigkeit des Körpers
Der Körper als Unternehmen	Ausschalten von Faktoren, die das Unternehmen schädigen	Stärkung des Unternehmens

Ausbildung und Behandlungskosten

Weil es keine gesetzlich anerkannten Ausbildungsvorschriften gibt, ist der Begriff Osteopath in Deutschland nicht geschützt. Im Grunde könnte sich daher jeder Arzt, Heilpraktiker oder Physiotherapeut schon nach einem Wochenendkurs, ja bereits nach der Lektüre eines Fachbuches als solcher bezeichnen – ein für Patienten äußerst verwirrender Umstand. Wenn Sie selbst auf der Suche nach einem Osteopathen sind, sollten Sie sich deshalb unbedingt an einen Therapeuten halten, der in Deutschland (oder in einem anderen osteopathisch ausbildenden Land) anerkannte Ausbildungsgänge und Diplome absolviert hat (siehe Seite 123 f.).

Wer bildet Osteopathen aus?

In Deutschland bilden verschiedene Institutionen aus – sowohl auf ärztlicher als auch auf nichtärztlicher Seite.

Ärztliche Akademien

Verbände, die Mediziner in Chirotherapie (Manuelle Medizin) ausbilden, haben sich auch der osteopathischen Lehre angenommen: Ein Arzt studiert mindestens sechs Jahre Medizin und macht zusätzlich – je nach Fach – über vier bis acht Jahre eine Facharztausbildung. Hinzu kommt eine berufsbegleitende, etwa zweijährige Ausbildung in Manueller Medizin. Diese schafft die Voraussetzung für eine weitere zweijährige berufsbegleitende Ausbildung in Osteopathischer Medizin.

Von den Ärztekammern anerkannte Akademien der Deutschen Gesellschaft für Manuelle Medizin sind die

> Deutsch-Amerikanische Akademie für Osteopathie (DAAO),
> Deutsche Gesellschaft für Osteopathische Medizin (DGOM) und
> die Berliner Akademie für Osteopathische Medizin (BAOM).

Nichtärztliche Lehrinstitute

Auch verschiedene nichtärztliche Verbände, Organisationen und Akademien (zum Beispiel DROM, ROD, VOD, siehe Seite 124) nehmen Ausbildungsstätten auf, in denen Therapeuten in einem mehrjährigen berufsbegleitenden Studium zum Osteopathen

GU-ERFOLGSTIPP

INFORMIEREN SIE SICH GUT

Klären Sie als Kassenpatient im Vorfeld, welche finanzielle Verpflichtung durch eine osteopathische Behandlung auf Sie zukommt. Lassen Sie sich außerdem die Ausbildungsnachweise zeigen, die den Therapeuten zu einer osteopathischen Behandlung berechtigen.

mit abschließender Prüfung ausgebildet werden; meist müssen dazu über fünf Jahre 1300 Stunden absolviert werden. Voraussetzung für diese Ausbildung ist ein Abschluss als Physiotherapeut oder Heilpraktiker.

Wird die Behandlung von Krankenkassen bezahlt?

Leider hat die Osteopathie noch nicht den Eingang in den Leistungskatalog der gesetzlichen Krankenkassen gefunden; die Behandlung wird somit nicht erstattet. Allerdings gibt es – je nach Großzügigkeit der Kasse – Ausnahmefälle, in denen sie zumindest teilweise übernommen wird. Die Konkurrenzsituation der gesetzlichen Krankenkassen untereinander und die zunehmende Hinwendung der Patienten zu ganzheitlichen Heilverfahren kann die Situation in Zukunft allerdings durchaus ändern.

Anders sieht es bei den privaten Krankenkassen aus: Osteopathie ist keine alternative, sondern eine komplementäre, also ergänzende Therapie. Die in der Deutschen Gesellschaft für Manuelle Medizin organisierten Verbände stehen auf einer von der Bundesärztekammer anerkannten wissenschaftlichen Basis. Für die Techniken der osteopathischen Medizin gibt es sogenannte Analogziffern, nach denen über die Gebührenordnung der Ärzte (GOÄ) mit den privaten Krankenkassen abgerechnet wird.

Dauer und Kosten einer Behandlung

Leider lassen sich weder für Dauer noch Kosten einer osteopathischen Behandlung feste Größen angeben – zu unterschiedlich sind die therapeutischen Erfordernisse und die jeweilige Ausbildung der behandelnden Therapeuten. Zwar wird eine osteopathische Sitzung im Regelfall zwischen 20 und 60 Minuten in Anspruch nehmen, sie kann aber – je nach Erfordernis – auch ebenso gut noch kürzer wie länger dauern.

Ähnliches gilt für die Kosten: Sie liegen für Patienten gesetzlicher Krankenkassen, die eine Behandlung zumeist selber tragen müssen, in der Regel zwischen 60 und 200 Euro – je nach Status und Ausbildungsstand des Therapeuten. Doch auch hier sind Abweichungen nach oben und unten möglich.

TIPP

Heben Sie alle nicht erstatteten Rechnungen auf. Sie können als besondere Aufwendung bei der Steuer berücksichtigt werden.

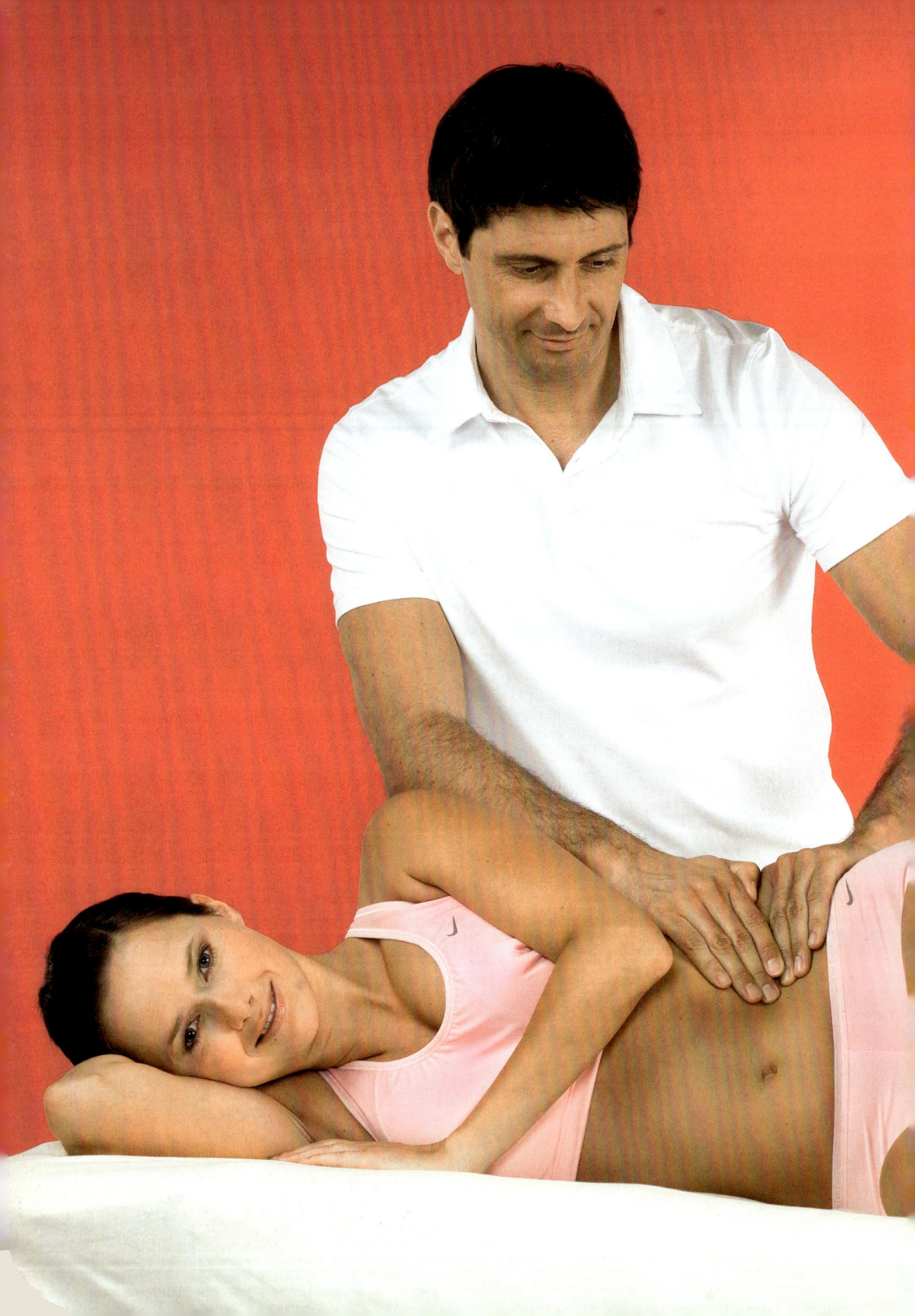

DER BESUCH BEIM OSTEOPATHEN

Mit »sehenden« Fingern untersucht der Therapeut unabhängig vom eigentlichen Problem den ganzen Körper,
um den Schlüssel zur Schmerzbeseitigung zu finden.

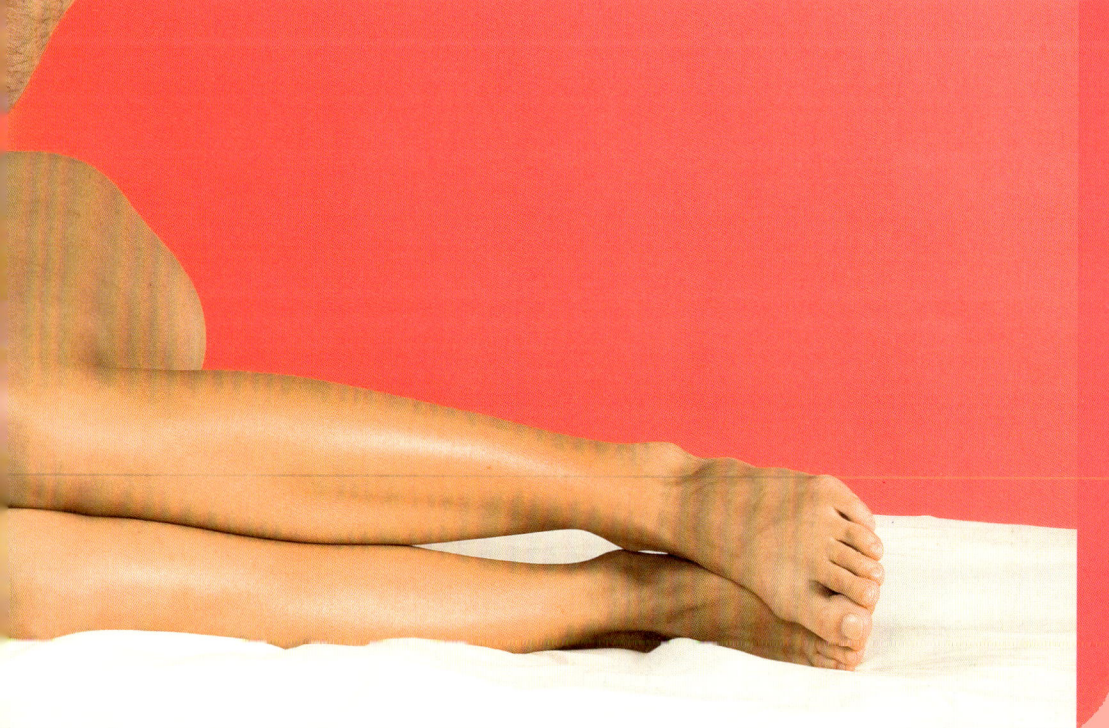

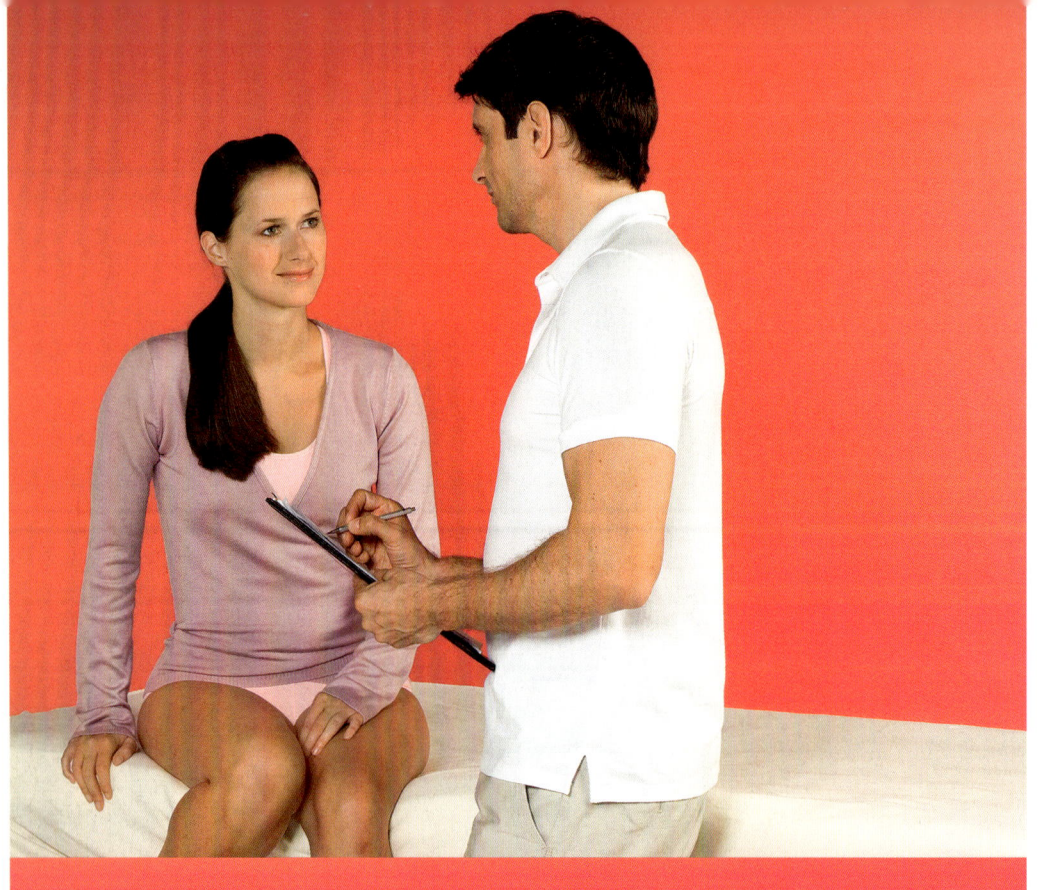

Die persönliche Befragung

Um Ihrem Problem auf die Spur zu kommen, wird sich der Osteopath vor der eigentlichen Untersuchung eingehend mit Ihrer Krankenvorgeschichte auseinandersetzen. Er interessiert sich dabei auch für »banale« Ereignisse, wie zurückliegende Stürze, Verletzungen, Narben oder Infekte. Ebenso beschränkt er sich nicht auf spezielle medizinische Fachgebiete, sondern wird sich zum Beispiel mit internistischen und orthopädischen Problemen genauso beschäftigen wie mit gynäkologischen oder neurologischen.

Der osteopathische Fragebogen

Viele Osteopathen haben für die erste Anamnese einen Fragebogen ausgearbeitet, der zielgerichtet Ihre Beschwerden und Vorerkrankungen einkreisen soll. Auf diese Weise wollen sie sicherstellen, dass keine wichtigen Informationen und Daten untergehen. Ein positiver Nebeneffekt: Sie können die Dinge aus Ihrer persönlichen Sicht darstellen, ohne dass der Therapeut schon zu diesem Zeitpunkt direkt eingreift. Nach der ersten Untersuchung kann Ihnen Ihr Osteopath dann noch weitere Fragebögen überreichen; oftmals sollen Sie diese erst zu Hause ausfüllen.

Die Fragebögen können persönliche Lebensumstände, individuelle Stressfaktoren und Bedingungen am Arbeitsplatz ebenso ansprechen wie Ernährungsgewohnheiten und Bewegungsaktivitäten – es sind durchaus auch einige ungewöhnliche Fragen enthalten, die nicht unmittelbar etwas mit Ihren Beschwerden zu tun haben. Das entspricht dem Dialog mit dem Therapeuten, in dem ja mitunter ebenso für Sie unwichtige oder schon vergessene Vorkommnisse erörtert werden.

Der Dialog: das Problem einkreisen

Was unterscheidet nun die osteopathische Befragung und Untersuchung von einer schulmedizinischen Erhebung? Im Fragebogen zeigt sich, dass viele Fragen auch Schulmediziner stellen könnten. Das verwundert nicht, schließlich ist die Basis von Schulmedizin wie Osteopathie nun einmal die Medizin. Dennoch gibt es zum Teil erhebliche Unterschiede:

> Für den Osteopathen können vergangene Geschehnisse bis hin zur Geburt, banale Umknicktraumen, längst vergessene Stürze, abgeschlossene Operationen, Narben, abgelaufene Entzündungen und Ähnliches äußerst wichtige Informationen für das aktuelle Problem liefern. Daher wird er im Besonderen solche Ereignisse ansprechen.

> Der Osteopath denkt nicht in Fachgebieten, sondern ganzheitlich übergreifend. Denn jedes noch so kleine, nicht richtig funktionierende Zahnrad kann weit entfernte große Zahnräder in ihrer Funktion beeinträchtigen. Ihr Therapeut wird Ihnen

GUT VORBEREITET

Wollen Sie sich auf den ersten Besuch beim Osteopathen vorbereiten? Dann machen Sie sich am besten schon im Vorfeld ein paar Gedanken zu Ihrem gesundheitlichen »Lebenslauf« und Ihrer persönlichen Lebensweise. Wie ein osteopathischer Fragebogen aussehen kann, erfahren Sie auf Seite 40 f.

daher zum Beispiel auch internistische, orthopädische, urologische oder gynäkologische Fragen stellen. Schließlich kann selbst ein schon lang zurückliegendes, ehemals internistisches Problem Jahre später als orthopädisches Problem wieder im Körper auftauchen – mit schmerzhaften Folgen.

Vernetzungen im Körper

Dass ein Osteopath den Körper nicht fachspezifisch unterteilt, zeigen die folgenden zwei Beispiele. Nehmen wir an, eine Patientin kommt wegen Kopfschmerzen zum Osteopathen. Bei der Untersuchung stellt dieser fest, dass die Füllphase des Schädels mit Gehirnflüssigkeit weniger stark ausgeprägt ist als die Entleerungsphase (Näheres zu diesen Begriffen erfahren Sie auf Seite 45). Die Untersuchung erbringt, dass ein stärkerer Zug auf der harten Hirnhaut lastet, die neben dem Gehirn auch das Rückenmark umhüllt und ihren Ausgang von der Kreuzbeinplatte (Os sacrum) am unteren Ende der Wirbelsäule nimmt. Dieser Zug kann das normale Gewebegleichgewicht in eine Fehlbalance bringen. Die Kreuzbeinplatte wiederum ist als unteres Ende der Wirbelsäule über Bänder mit der Gebärmutter verbunden.

In dem der Untersuchung vorangegangenen Gespräch erfuhr der Osteopath, dass die Patientin sich vor geraumer Zeit einer gynäkologischen Operation unterzogen hat. Und so schließt sich der Kreis: Über eine Kettenreaktion hat sich eine Funktionsstörung zwischen Gebärmutter, Kreuz-Darmbein-Gelenk (Iliosakralgelenk) und nervalem System entwickelt. Und diese führt letztendlich zu andauernden Kopfschmerzen.

Ein ähnliches Beschwerdebild könnte übrigens auch durch eine Entzündung, einen Sturz, bei dem sich die Beckenstrukturen verschoben haben, oder durch eine Lageanomalie (etwa der Gebärmutter) ausgelöst werden.

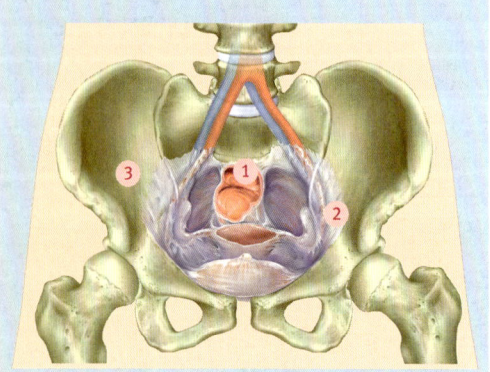

KEIN ORGAN IST ISOLIERT
Die Gebärmutter (1) ist über Bänder und Bindegewebsplatten (2) mit zahlreichen anderen Organen wie auch mit den Beckenknochen (3) verbunden.

Ein anderes Beispiel: Wieder sucht ein von Kopfschmerz geplagter Patient den Osteopathen auf. Dieser stellt fest, dass der Patient vor einiger Zeit eine sogenannte banale Umknickverletzung des Fußes erlitt. Liegt keine Kapsel-Band-Verletzung vor, heilen diese Verstauchungen relativ schnell wieder aus. Doch auch wenn Sie innerhalb kurzer Zeit keine Beschwerden mehr verspüren, kann als Folge der gestörten Körpermechanik eine osteopathische Läsion zurückbleiben: Im osteopathischen Sinn wird durch das Umknicken das außen gelegene Wadenbein nach unten gezogen. Findet der Körper nicht von selbst ins Gleichgewicht zurück, kann das Wadenbein nach unten fixiert bleiben und einen feinen, aber permanenten Zug an der rückseitig am Oberschenkel gelegenen Knie-Beugemuskulatur auslösen – und das über mehrere Monate oder gar Jahre hinweg.

Da die hintere Oberschenkelmuskulatur am Sitzbeinhöcker des Beckens entspringt, wird dabei zwangsläufig auch die betroffene Beckenseite nach unten gezogen. Dies wiederum kann im Lauf von Wochen und Monaten zu einer Blockierung des Kreuz-Darmbein-Gelenks führen. Nehmen wir an, der Patient hat zudem Stress, bewegt sich wenig und ernährt sich schlecht; dann sind die Selbstheilungskräfte des Körpers überfordert. Die Beckenfehlstellung kann die Wirbelsäulenmechanik verändern. Der Tonus der Muskulatur und die Spannung der Bindegewebszüge verändern sich. In weiterer Folge können sich erst Kreuzschmerzen, schließlich Kopfschmerzen entwickeln.

Aktive Ursachenforschung

Wer von Ihnen aber denkt, wenn er unter Kopfschmerzen leidet, sofort an eine alte, in Ihren Augen längst ausgeheilte Unpässlichkeit? Der Osteopath, der in Ereignisketten denkt, wird nach solchen Zusammenhängen forschen und bei seiner Untersuchung ungleichgewichtige Gewebezüge feststellen, die schnell eine mögliche alte Verletzung zutage treten lassen. Und daher ist es nur logisch, dass er zum Beispiel einen Fuß behandelt und die Wirbelsäule mobilisiert, obwohl Sie seine Praxis wegen des lästigen Drucks im Kopf aufgesucht haben.

GU-ERFOLGSTIPP
ERINNERN SIE SICH

Versuchen Sie sich beim Gespräch mit dem Osteopathen auch an Kleinigkeiten zu erinnern, die Ihnen selbst eher unwichtig erscheinen. Schließlich können schon banalste Verletzungen im Laufe von Wochen, Monaten oder gar Jahren dauerhafte Schmerzen an weit entfernten Körperteilen auslösen. Ihr Therapeut kennt diese Zusammenhänge und kann so die wahre Ursache für Ihre Beschwerden finden.

Exemplarischer Fragebogen

So oder ähnlich könnte der Fragebogen aussehen, den Ihnen Ihr Osteopath vorlegt. Lassen Sie sich von diesem Beispiel dazu anregen, einmal bewusst über Ihre Beschwerden und Ihre Krankenvorgeschichte nachzudenken. Dabei müssen Sie die Fragen nur so weit beantworten, wie Sie ohne Umstände dazu in der Lage sind.

Fragen zu Ihrer Geburt

> Sind Sie auf natürlichem Weg oder per Kaiserschnitt geboren worden?
> War Ihre Geburt schwer oder hat sie länger als normal gedauert?
> Wurden bei Ihrer Geburt Hilfsmittel wie Saugglocke oder Zange verwendet?
> Hatte Ihre Mutter während der Schwangerschaft gesundheitliche Probleme?

Fragen zu Operationen

> Wurden Sie bereits operiert?
> Gab es Komplikationen oder nachfolgende Beschwerden?
> Zeichnen Sie Narben auf einer einfachen selbst gefertigten Zeichnung ein.
> Welche Narkoseform hatten Sie? Vollnarkose ☐, Teilnarkose ☐, Rückenmarksnarkose ☐?

Allgemeine Fragen

> Hatten Sie Unfälle oder Stürze (Verkehrsunfälle, Stürze auch geringerer Schwere, besonders Kopfanpralltraumen)?

> Haben Sie Probleme beim Wasserlassen, wie Schmerzen ☐, häufige Frequenz ☐, Blasen- oder Nierenentzündungen ☐?
> Haben Sie Probleme beim Stuhlgang, wie Verstopfung ☐, Durchfall ☐, Blutungen ☐?
> Gehen Sie regelmäßig zu Krebsvorsorgeuntersuchungen?
> Leiden Sie unter Schlafstörungen ☐, Konzentrationsschwäche ☐, Gereiztheit ☐, Leistungsabfall ☐, Angstgefühlen ☐, Stimmungsschwankungen ☐, Überforderung ☐, Unruhe ☐?

Zusätzliche Fragen an Frauen

> Betreiben Sie Empfängnisverhütung?
> Leiden Sie unter Menstruationsbeschwerden?
> Hatten Sie Entbindungen?
> Welche Art der Entbindung kam zur Anwendung?
> Gab es Komplikationen während der Schwangerschaft, bei der Entbindung oder nach der Geburt?
> Leiden Sie unter Wechseljahresbeschwerden?

Fragen zur Familie

> Gibt es in Ihrer Familie besondere Erkrankungen, Erbkrankheiten oder Ähnliches?

Fragen zu anderen Erkrankungen

> Sind bei Ihnen folgende Erkrankungen oder Leiden bekannt? Hoher Blutdruck ☐, niedriger Blutdruck ☐, Zuckerkrankheit ☐, Fettstoffwechselstörung ☐, Gicht ☐, Gefäßerkrankung ☐, Blutungskrankheit ☐, Allergie oder Unverträglichkeit ☐? Wenn ja, wogegen?
> Sind bei Ihnen Störungen oder Erkrankungen folgender Körpersysteme bekannt: Herz ☐, Lunge ☐, Magen-Darm-Trakt ☐, Bauchspeicheldrüse ☐, Leber/Galle ☐, Nieren ☐, Blase ☐, Prostata ☐, Gebärmutter ☐, Nervensystem ☐?
> Leiden Sie unter Durchblutungsstörungen?
> Nehmen Sie regelmäßig Medikamente, Hormone, Vitamine oder andere Substanzen ein?

Fragen zu Ihren aktuellen Beschwerden

> Wo haben Sie Beschwerden? Markieren Sie den Ort Ihrer Beschwerden auf einer Zeichnung.
> Schätzen Sie bitte Ihre gegenwärtige Schmerzempfindung auf einer Skala von 0 Prozent (keine Schmerzen) bis 100 Prozent (stärkste Schmerzen) ein.
> Seit wann haben Sie die Beschwerden?

> Haben sich die Schmerzen seitdem verändert? Wenn ja, inwiefern?
> Bewusst registrieren Sie die Schmerzen selten ☐, gelegentlich ☐, häufig ☐, immer ☐, bei Ruhe ☐, bei Belastung ☐, zu welcher Tageszeit ☐, in welcher Körperlage ☐, anderes ☐?
> Gibt es Faktoren, die Ihre Beschwerden verbessern oder verschlimmern, z. B. Bewegung ☐, Ruhe ☐, Wärme ☐, Kälte ☐, anderes ☐?
> Wodurch werden die Beschwerden ausgelöst oder verändert? Durch Sitzen ☐, Liegen ☐, Laufen ☐, Stehen ☐, Bücken ☐, Aufrichten ☐, Drehen ☐, Heben ☐, Tragen ☐, Husten ☐, Pressen ☐, anderes ☐?
> Welchen Charakter haben Ihre Beschwerden? Sind sie stechend ☐, ziehend ☐, schneidend ☐, reißend ☐, bohrend ☐, brennend ☐, krampfartig ☐, dumpf ☐?
> Sind Ihre Beschwerden von Wind, Wetter, Kälte, Wärme, Klima abhängig?
> Haben Sie Lähmungserscheinungen, Schwächegefühl, Koordinationsstörungen, Taubheitsgefühl, Ameisenlaufen oder Kribbeln, Brennen, Überempfindlichkeit eines Hautareals oder Körperteils bemerkt?
> Mit welchen Verfahren sind Sie bislang behandelt worden?
> Hat sich Ihr Leben durch Ihre Beschwerden bereits irgendwie verändert?
> Treiben Sie Sport?

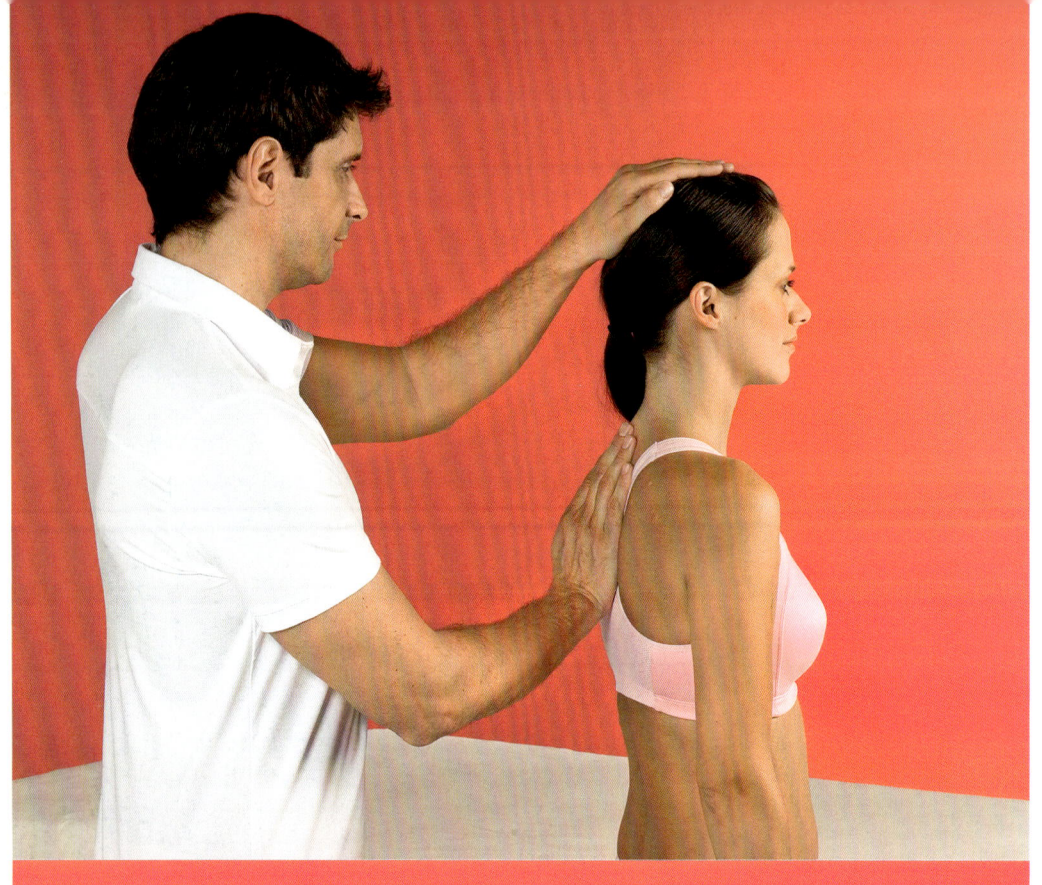

Die Untersuchung

Der Osteopath wird Ihren ganzen Körper einer genauen Betrachtung unterziehen – vom Scheitel bis zur Fußsohle. Dazu wird er Sie bitten, sich bis auf die Unterwäsche frei zu machen, sofern von Ihrer Seite keine Einwände bestehen. Er wird Ihren Körper von hinten, vorn und von der Seite beurteilen, die Stellung bestimmter Körperteile zueinander betrachten, Ihre Haltung, Ihren Stand und Ihren Gang einer Analyse unterziehen. Nach der Untersuchung im Stehen und Sitzen wird er noch einzelne Gewebeabschnitte und Schichten im Liegen betrachten. Dabei achtet er auf Gewebegleichgewicht, Ausgewogenheit, Spannungsverhältnisse, Muskelzusammenspiel und Flüssigkeitsstrom.

Die drei osteopathischen Systeme

Der Osteopath unterscheidet drei unterschiedliche Systeme, die drei anatomischen Teilbereichen entsprechen: das parietale, das craniosacrale und das viszerale System. Obwohl alle Teile untrennbar miteinander verbunden sind, können bestimmte Bereiche als zusammengehörig angesehen werden. Bei einem Auto zum Beispiel lässt sich die Karosserie von Motor und Elektrik ebenso abgrenzen wie von der Innenraumausstattung mit den Steuerungselementen. Sicher mit dem Auto fortbewegen können Sie sich allerdings nur, wenn alle Teile miteinander funktionieren. Der Osteopath betreibt eine Art Filterprozess und beurteilt die drei Systeme hinsichtlich möglicher Störungen. Er wird versuchen, die Ursprungsstörung, die man als Störung erster Ordnung bezeichnet, zu identifizieren. Die Ursprungsstörung kann weitere Störungen im Körper nach sich ziehen, die Störungen zweiter, dritter und vierter Ordnung (und mehr).

Nachdem er sich einen Überblick über die Funktionsweise des Körpers verschafft hat, wird der Osteopath immer feiner jene Gewebestrukturen unter die Lupe nehmen, die eine Störung aufweisen. Hat er bei der Ganzkörperbetrachtung beispielsweise eine Störung im rechten Oberbauch festgestellt, wird er eine genaue Untersuchung aller Strukturen dieser Region anschließen, um die Störung erster Ordnung zu finden. So wie ein Mechaniker beim Auto nicht einfach das blinkende Lämpchen auswechselt, wenn die Bremswarnleuchte anspringt. Stattdessen wird er sich auf die Suche danach machen, warum das Lämpchen aufleuchtet. Er wird also versuchen, der Störung erster Ordnung auf die Spur zu kommen – etwa im Bremssystem der Räder.

KÖRPEREIGENE »TRANSPORTWEGE«

Eine Struktur, die unsere drei anatomischen Systeme miteinander verbindet, sind die bereits angesprochenen, überaus wichtigen bindegewebigen Fasziensysteme (siehe Seite 22). Über die Fasziensysteme kann eine Barriere in alle anderen anatomischen Teilbereiche getragen werden. Aus diesem Grund werden die drei osteopathischen Systeme nacheinander auf Ungleichgewichte im Bereich der Bindegewebszüge untersucht.

DAS GERÜST DES KÖRPERS

Das parietale System beinhaltet Knochen (1), Muskeln (2), bindegewebige Hüllen (3), Gelenke (4), Sehnen (5) und Bänder (6).

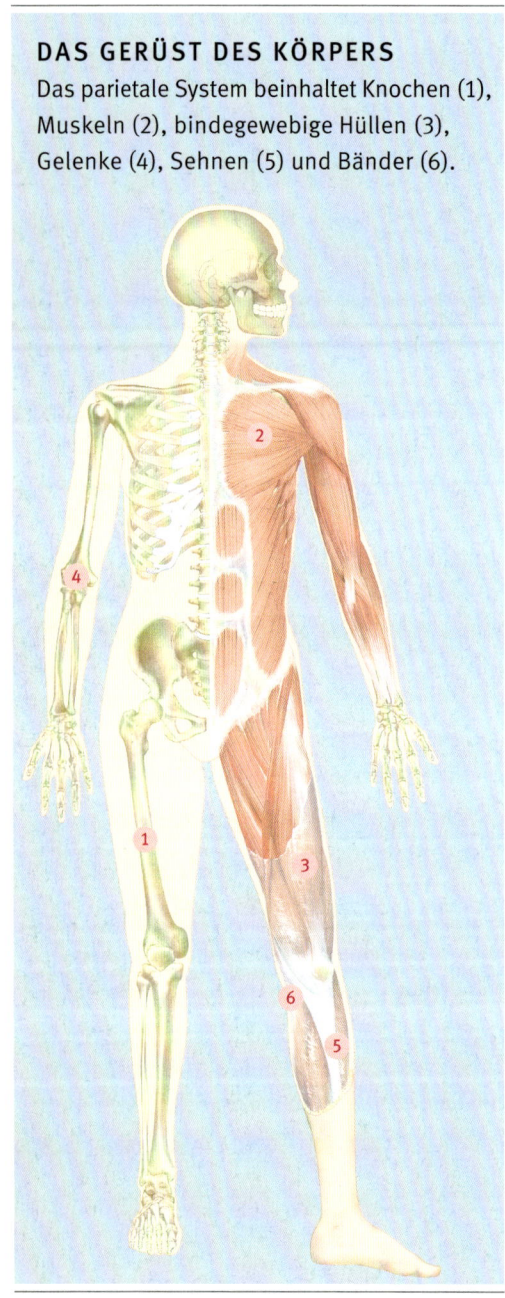

Das parietale System

Das parietale System gilt als Ausgangspunkt der osteopathischen Therapie. Parietal leitet sich vom lateinischen Wort »paries« (= Wand) her und bezeichnet das Stützsystem im Körper. Zu diesem Stützsystem zählen Knochen, Muskeln mit ihren bindegewebigen Hüllen, Gelenke, Sehnen und Bänder.

Das parietale System stellt das Gerüst unseres Körpers dar, sorgt für Stabilität und Fortbewegung. Es muss kräftig und elastisch genug sein, um seine Funktion optimal ausführen zu können. Das Selbstbehandlungsprogramm legt deswegen einen besonderen Wert auf die Stabilität und Mobilität des Körpers (siehe Seite 80 ff.).

Schon Dr. Andrew Still begann mit seiner Behandlungsmethode im parietalen System; erst seine Schüler und nachfolgende Generationen fügten diesem die viszerale und craniosacrale Therapie hinzu. Was Stills Leidenschaft erweckte und die Basis der osteopathischen Philosophie bildete, waren jedoch die Knochen mit ihren Weichteilgeweben. Knochenfehlstellungen waren ihm ein Hinweis auf ein Ungleichgewicht im Muskelgewebe, Bindegewebe, an Sehnen, Gelenkkapseln und Bandverbindungen – und sie sind es Osteopathen auch heute noch. Denn Flüssigkeitsstauungen und Fehlverteilungen können Gewebespannungen und Knochenfehlstellungen hervorrufen oder durch diese hervorgerufen werden.

Störungen im parietalen System können mit einer Vielzahl von osteopathischen Techniken beseitigt werden, die ganz gezielt das jeweils gestörte Gewebe ansprechen.

Das craniosacrale System

Zum craniosacralen System (lat. »cranium« = Schädel; »os sacrum« = heiliger Knochen, Kreuzbein) gehören der Schädel, das zentrale und periphere Nervensystem mit Gehirn, Rückenmark und Nerven, die Hirn- und Rückenmarksflüssigkeit einschließlich der zugehörigen Bindegewebshäute sowie das Kreuzbein.

Die craniosacrale Technik wurde von Dr. William Garner Sutherland (1873–1954), einem Schüler Stills, in den Jahren 1930 bis 1940 entwickelt. Sie hat auf Grund ihrer Therapieerfolge solche Bedeutung erlangt, dass sich mit der Zeit immer mehr Craniosacraltherapeuten spezialisierten, die allein auf diese Behandlung ausgerichtet sind. Von vielen Osteopathen wird diese Entwicklung kritisch betrachtet, da die Craniosacraltherapie ein Bestandteil der Osteopathie ist, die sich nicht isoliert aus ihr herauslösen lässt, ohne das ganzheitliche Prinzip zu verletzen.

Das craniosacrale System beruht auf der Beobachtung Sutherlands, dass die zerebrospinale Flüssigkeit, die Gehirn und Rückenmark umspült, rhythmisch pulsiert – ähnlich wie die Meeresbewegung bei Ebbe und Flut. Die Schwingungen (sechs- bis zwölfmal pro Minute) können aber nur stattfinden, wenn der Schädelknochen eine gewisse Elastizität aufweist, um Füll- und Entleerungsphase (mit geringen Flüssigkeitsverschiebungen) zu begleiten: In der Füllphase wird der Schädel etwas breiter und kürzer, in der Entleerungsphase schmäler und länger. Das ist möglich, weil unser Schädel aus mehreren miteinander verzahnten Einzelknochen besteht. Sie sind nicht fest miteinander verwachsen, sondern lassen winzige Bewegungen zu. Jedoch ist nur die gut trainierte Hand in der Lage, diese rhythmischen Schwingungen überhaupt zu erfassen.

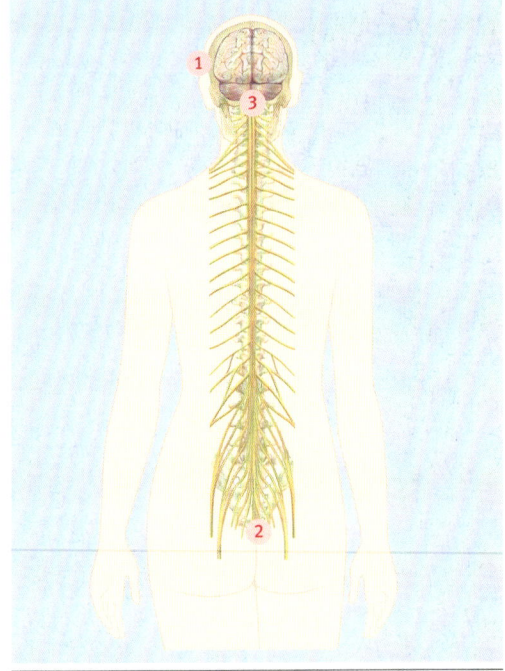

IMMER IM FLUSS
Zum craniosacralen System gehören Schädel (1), Kreuzbein (2), zentrales und peripheres Nervensystem mit Gehirn und Rückenmarksflüssigkeit (3).

SCHWINGUNGEN IM KÖRPER

Die Existenz rhythmischer Bewegungen unterschiedlicher Zellen und Organe ist der Schulmedizin schon seit geraumer Zeit bekannt. Die Osteopathie hat die Erfassung eines Teils dieser Bewegungen mit den Händen beschrieben und daraus therapeutische Konzepte entwickelt. Ob diese theoretischen Modelle tatsächlich der Wirklichkeit entsprechen, ist wissenschaftlich zwar teilweise nicht belegt. Dies steht einer erfolgreichen praktischen Umsetzung jedoch keineswegs im Wege. Tatsache ist: Je mehr Verständnis der einzelne Arzt beziehungsweise Therapeut für die verschiedenen Vorgänge in unserem Körper hat, desto besser wird das Ergebnis seiner Behandlung sein.

Die sehr feinen Bewegungen der Gehirn-Rückenmarks-Flüssigkeit lassen in gleicher Weise wie den Schädel auch das Kreuzbein rhythmisch schwingen. Der craniosacrale Rhythmus ist daher in abgeschwächter Form in allen Körpergeweben spürbar. So können über das craniosacrale System Bewegungsstörungen von Geweben, Fehlspannungen, Ungleichgewichte gefunden werden, da diese den Rhythmus, die Stärke und die Fließeigenschaft der craniosacralen Flüssigkeit verändern.

Dr. Sutherland maß dem craniosacralen Rhythmus eine solche Bedeutung bei, dass er den Ausdruck »primär respiratorischer Mechanismus« prägte – also das erste Atemsystem (lat. »respiratio« = Atmung). Die eigentliche Lungenatmung bezeichnete er als zweites Atemsystem (sekundär respiratorischer Mechanismus). Somit unterstrich Sutherland die Wichtigkeit der rhythmischen Gewebeatmung des gesamten Nervensystems, die letztendlich auch die Lungenatmung und übrige Gewebeaustauschprozesse steuert.

Das viszerale System

Viszeral stammt von dem lateinischen Begriff »viscera« ab und bedeutet Eingeweide. Zum viszeralen System zählten entsprechend die inneren Organe mit ihren bindegewebigen Hüllen und Platten, das zugehörige Gefäßsystem mit Blut und Lymphe sowie das Nervensystem.

Neben dem craniosacralen Rhythmus haben die Osteopathen auch einen viszeralen Rhythmus entdeckt: die Eigenbeweglichkeit der inneren Organe, auch Motilität genannt. Diese Eigenbeweglichkeit besitzt einen Rhythmus von sechs bis acht Schwingungen pro Minute. Sie ist unabhängig von den atemabhängigen Bewegungen, vom Pulsschlag und von der Peristaltik des Darms (Bewegungsreflex zur Weiterleitung von Speisebrei).

Die meisten inneren Organe sind an bindegewebigen Strängen im Bauchraum so aufgehängt und befestigt, dass eine maximale Beweglichkeit gewährleistet ist. Da die Organe dicht gedrängt gelagert sind und eine Vielzahl von Berührungspunkten mit anderen Strukturen haben können, ist eine uneingeschränkte Gleitfähigkeit und Beweglichkeit der Organe untereinander für deren Funktion von größter Wichtigkeit (siehe Seite 22 ff.). Dieses Gleitverhalten kann durch Entzündungen, Operationen, Organvergrößerungen oder vermehrte Gewebespannungen der Umgebung eingeschränkt sein. Durch Spannungsveränderungen an den Durchtrittsöffnungen der Gefäße und Nerven der bindegewebigen Bauchhöhle können die Gefäßversorgung und die Nerveninformation verändert werden. Dabei schlagen sich falsche Ernährungsgewohnheiten, Stress, Bewegungsmangel und andere Umwelteinflüsse in besonderem Maß im Bereich der inneren Organe nieder.

Die entscheidende Weiterentwicklung der viszeralen Osteopathie verdanken wir dem französischen Osteopathen Jean Pierre Barral. In den USA geriet die viszerale Osteopathie etwas in Vergessenheit; sie wurde erst durch europäische Einflüsse neu belebt.

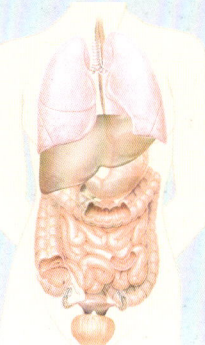

DAS INNENLEBEN DES KÖRPERS

Das viszerale System beinhaltet die inneren Organe sowie ihre bindegewebigen Hüllen mit dem zugehörigen Gefäß- und Nervensystem.

GU-ERFOLGSTIPP CHRONISCHE RÜCKENSCHMERZEN

Wenn es immer wieder im Rücken zieht, ist vielleicht Ihr Darmgefüge aus dem Gleichgewicht geraten. Allein im Dünndarm gibt es ebenso viele Nervenzellen wie im Rückenmark, und zahlreiche seiner Botenstoffe entsprechen denen des Schmerzsystems. Ist die Funktionsfähigkeit des Magen-Darm-Trakts gestört, z. B. durch Entzündungen, Bakterien, Parasiten oder Nahrungsmittelunverträglichkeiten, kann dies Schmerzsyndrome auslösen und Rückenschmerzen verursachen. Sprechen Sie mit Ihrem Arzt. In vielen Fällen hilft eine Darmsanierung oder der Verzicht auf unverträgliche bzw. allergieauslösende Lebensmittel.

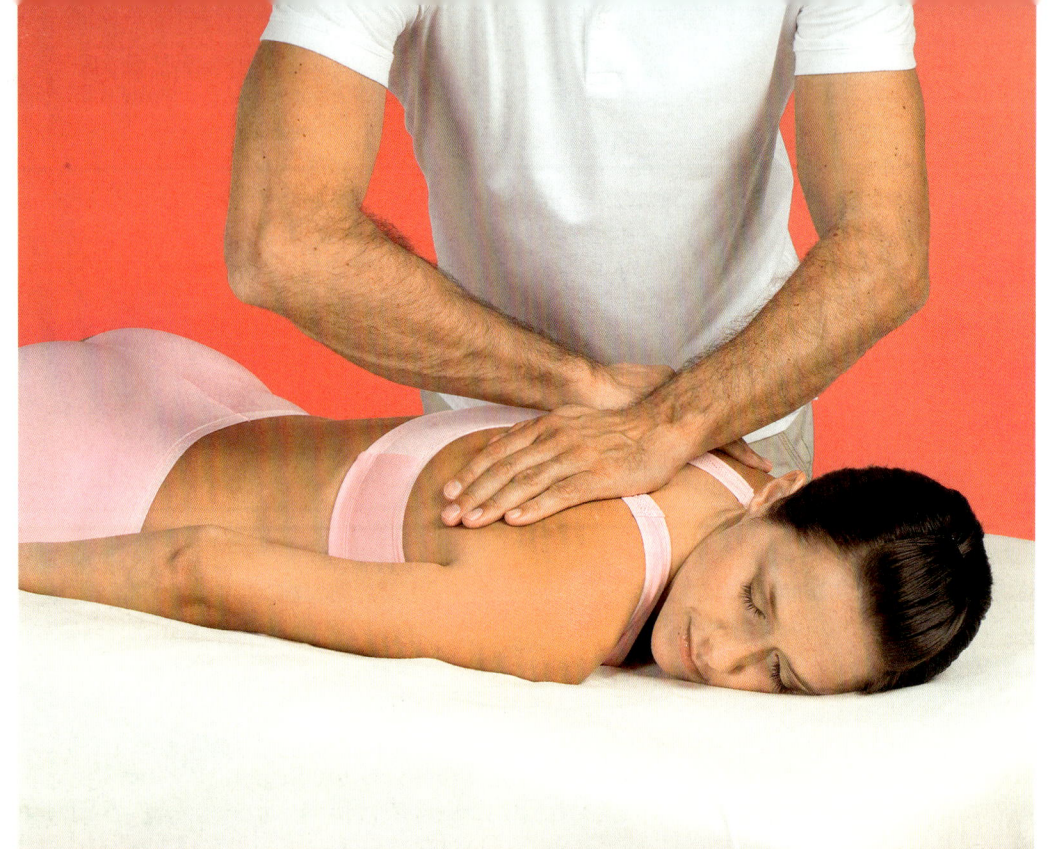

Die Behandlung

Zugegeben, es mag verwirrend sein, wenn Sie wegen Rückenbeschwerden von Ihrem Osteopathen auch im Bereich des Kopfs untersucht und später sogar dort behandelt werden. Aber genau hier kommen die eingangs erwähnten Prinzipien zur Geltung: Ein Symptom (also Ihr Schmerz) geht nicht zwingend auch von dem Ort aus, an dem Sie es spüren. Die Kunst des Osteopathen besteht darin, aufbauend auf seinen genauen Kenntnissen von Anatomie, Physiologie und Biomechanik, Zusammenhänge im

Körper aufzudecken. Für den Osteopathen steht dabei nicht der Schmerz im Vordergrund, sondern die ihm zugrunde liegende Störung. Und die kann eben irgendwo im Körper liegen. Werden die Schmerzen dagegen nur mit einer Spritze oder mit Medikamenten überdeckt, werden sie immer wiederkommen.

Die verschiedenen Behandlungsmethoden

Auf den nun folgenden Seiten lernen Sie die wichtigsten osteopathischen Techniken kennen. Die erstgenannten gehören weitestgehend zum parietalen System (siehe Seite 44). Aufgrund der engen anatomischen Verzahnung der drei Systeme betreffen einige Techniken jedoch gleichermaßen alle Systeme. Dies gilt besonders für lymphatische und myofasziale Techniken sowie Reflexpunktanwendungen und Techniken zur Aktivierung des Nervensystems. In der täglichen osteopathischen Arbeit werden die Techniken meist miteinander kombiniert. Schließlich kann jede Gewebestörung auf verschiedenen Wegen angegangen werden – und gibt es immer auch mehrere Lösungsansätze. Ihr Therapeut wird diejenigen auswählen, von denen er sich den größten Erfolg bei der Behandlung verspricht.

Die Gelenkmanipulation (Impulstechnik)

Wenn Sie schon einmal mit Chirotherapie oder Chiropraktik in Berührung gekommen sind, wird Ihnen diese Technik sicher bekannt vorkommen: Auf ein Gelenk, beispielsweise den Ellbogen, das Knie oder – am häufigsten – ein Wirbelsäulengelenk, wird ein Impuls mit einem sehr kleinen Bewegungsweg gesetzt. Manchmal ist dabei ein Knackgeräusch zu vernehmen; dies ist allerdings für den Behandlungserfolg unerheblich.

Die Technik wird zwar selten, dann aber gezielt angewendet, und zwar in der Regel dann, wenn ein Gelenk in seinem natürlichen Bewegungsweg eingeschränkt ist und eine Barriere bildet, die sich mit anderen Techniken nur schwerlich beseitigen lässt. So eine Gelenkfehlstellung kann durch hartnäckige Verspannungen in der das Gelenk umgebenden Muskulatur, in Bändern oder Faszien aufrechterhalten werden.

SCHNELLE IMPULSE
In den USA ist die Technik der Gelenkmanipulation als HVLA bekannt (High Velocity, Low Amplitude), was so viel bedeutet wie »hohe Geschwindigkeit, kleiner Weg«.

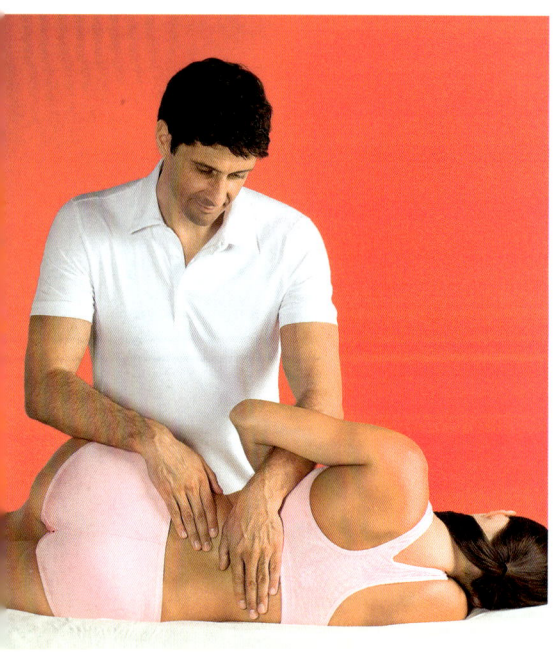

Hier setzt der Therapeut die Impulstechnik ein, um ein blockiertes Segment der Lendenwirbelsäule zu lösen.

Der Osteopath vermag die Blockade mit einem kurzen Impuls zwar zu lösen. Er wird die Technik dennoch nur bei bestimmten, für den Körper entscheidenden Barrieren anwenden. In der Regel wird er dabei die Gelenkmanipulation noch mit anderen Weichteiltechniken kombinieren.

Lösung des blockierten Lendenwirbelsäulensegments L3/4

Ein Beispiel: Bei einer linksseitigen Blockierung positioniert der Osteopath den Patienten auf die rechte Seite. Er dreht dessen Oberkörper von sich weg und das Becken leicht auf sich zu. Durch diese spezielle Lagerung werden alle Wirbelkörpersegmente oberhalb und unterhalb des zu behandelnden Segments verriegelt, eine unerwünschte Mitbewegung also ausgeschaltet. Anschließend baut der Osteopath durch Gewebezugverstärkung eine Vorspannung in Richtung des blockierten Gelenks auf. Anschließend befreit er durch einen minimalen Impuls, der von einem Knackgeräusch begleitet sein kann, das Gelenk von seiner Sperre.

Die Muskel-Energie-Technik

Die Muskel-Energie-Technik stammt aus den USA und wurde von Dr. Fred L. Mitchell begründet. Sie wirkt auf Muskeln, die von Verspannung, Verhärtung oder Kraftlosigkeit betroffen sind. Sekundär lassen sich auch mögliche Störungen von Gelenken, Faszien und Bändern lösen. Wird solch eine Fehlspannung nicht behoben, kann sie viele weitere Störungen im Körper hervorrufen und aufrechterhalten.

Die Muskel-Energie-Technik arbeitet nach dem Prinzip Spannung-Entspannung: Wird ein Muskel über mehrere Sekunden angespannt, setzt im Anschluss daran eine kurze Entspannungsphase ein, die der Therapeut für seine Therapie ausnutzt.

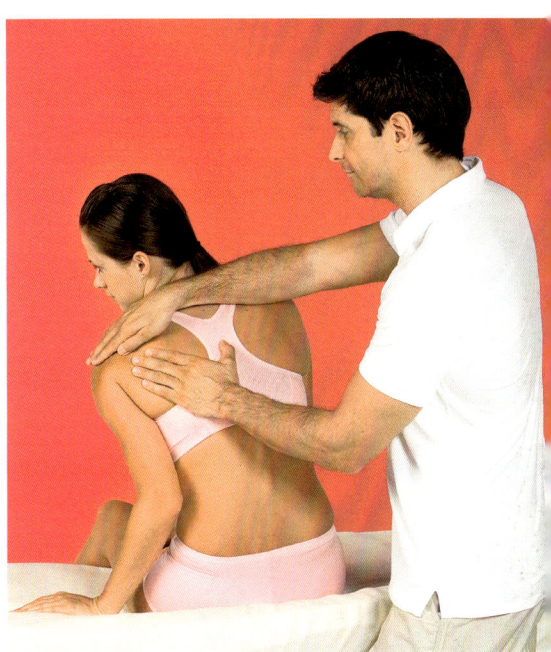

Entspannung der Brustwirbelsäule

Ist beispielsweise ein Wirbel im Bereich der Brustwirbelsäule verhakt und in seiner Beweglichkeit eingeschränkt, versucht die dazugehörige Muskulatur, den Wirbel zu schützen: Sie spannt sich an. Der Patient kann sich dann nur noch unter Schmerzen drehen, zur Seite neigen und beugen. Dabei besteht zum Beispiel eine Barriere nach links, wohingegen Bewegungen nach rechts und in die Streckung in der Regel wenig Probleme bereiten.

Der Therapeut wird seinen Patienten in so einem Fall auf die Liege setzen und ihn vorsichtig in Richtung Wirbelbarriere positionieren. Er dreht den Oberkörper also nach links, neigt ihn zur Seite und beugt ihn leicht nach vorn. Dabei erspürt er die Barriere mit den Fingern, um zu vermeiden, dass die Stellung für den Patienten schmerzhaft ist.

Die Muskel-Energie-Technik funktioniert nach dem Prinzip von Spannung-Entspannung. Sie löst Gelenke, Muskeln und Bänder.

Nun erfordert die Methode die aktive Mitarbeit des Patienten: Er spannt aus dieser sorgsam eingestellten Haltung heraus seine Muskulatur in die freie, nicht eingeschränkte Richtung an – in unserem Beispiel also nach rechts. Der Patient verändert dabei seine Position nicht, da er die Muskulatur gegen den Widerstand des Therapeuten anspannt.

Nach der Anspannungsphase von ungefähr fünf Sekunden setzt über einen körpereigenen Muskelreflex eine kurzfristige Muskelentspannung ein. Während dieser Zeit ist der Therapeut in der Lage, den Wirbelkörper näher an den Normalzustand heranzuführen. Die Barriere wird dadurch weiter in die freie Richtung verschoben (hier nach rechts).

Anschließend wird die ganze Prozedur zweimal wiederholt. Zum Abschluss wird die Muskulatur dann noch einmal leicht gedehnt. Nach der Behandlung sind Muskel und Wirbelkörper in ihrer Funktion wieder normalisiert, der Patient kann sich nach allen Seiten frei bewegen und hat keine Schmerzen mehr.

Die myofaszialen Lösetechniken

Diese Techniken werden eingesetzt, um die im osteopathischen Konzept überaus bedeutungsvollen Fehlspannungen in der Muskulatur (myo) und im Bindegewebe (faszial) wieder dem natürlichen Gleichgewicht zuzuführen. Denn das netzartig aufgebaute Bindegewebe besitzt einen visko-elastischen Effekt: Es ist teilweise elastisch, teilweise viskös, also wenig fließfähig. Aufgrund dieser Beschaffenheit kann durch kleine und langsame Druck- oder Zugreize eine Verformung erreicht werden. Größeren, schnellen Reizen dagegen setzt das Bindegewebe einen Widerstand entgegen und sorgt für Stabilität.

Die myofaszialen Lösetechniken helfen, Fehlspannungen in der Muskulatur und im Bindegewebe zu beseitigen.

Der Osteopath übt bei den myofaszialen Lösetechniken eine sanfte dehnende, stauchende oder drehende Kraft auf die betroffene Muskulatur beziehungsweise das entsprechende Bindegewebe aus. Auf diese Weise werden fehlgeleitete Spannungen aufgelöst und der Körper wird wieder ins Gleichgewicht zurückgebracht.

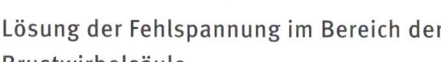

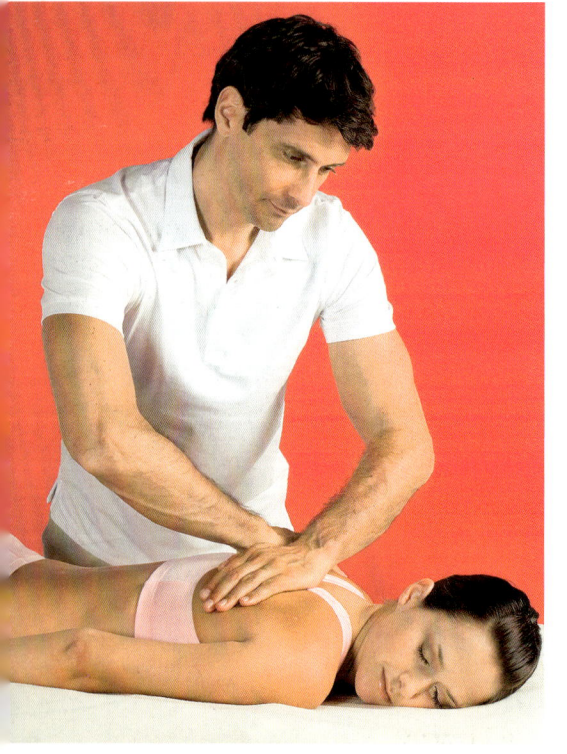

Lösung der Fehlspannung im Bereich der Brustwirbelsäule

Auch hier ein kurzes Beispiel aus der Praxis: Der Osteopath hat eine Fehlspannung der Muskulatur und seiner bindegewebigen Hüllen im Bereich der Brustwirbelsäule festgestellt. Nachdem die Untersuchung abgeschlossen ist, legt sich der Patient bäuchlings auf die Behandlungsliege. Der Osteopath legt seine flachen Hände auf die Muskulatur einschließlich ihrer Bindegewebshüllen zu beiden Seiten der Brustwirbelsäule. Mit kleinen, sanften und sehr langsamen Druck-, Zug- oder Drehbewegungen bringt er nun das Bindegewebe in fließende Bewegungen. Diesen folgt er so lange, bis der alte Gleichgewichtszustand wieder erreicht ist und die schmerzhaften Spannungen im Gewebe beseitigt sind.

Die Strain-Counterstrain-Technik

Dr. Lawrence Jones begründete in den 1970er-Jahren diese Technik, die ins Deutsche übersetzt Zug-Gegenzug-Technik heißt.

Ein Muskel, der in einen falschen Spannungszustand gerät, kann an bestimmten Orten im Körper schmerzhafte Reflexpunkte entwickeln. Um die Fehlspannung zu lösen, bringt der Osteopath den Patienten in eine bestimmte Lage, in welcher der Reflexpunkt durch Entlastung des umgebenden Gewebes nahezu schmerzfrei wird. Indem diese Position über einen Zeitraum von ein bis zwei Minuten gehalten wird, kann über körpereigene Reflexvorgänge der betroffene Muskel normalisiert werden – die Schmerzen verschwinden.

Schmerzhafter Zustand des Lendenwirbelkörpers

Ein zum zweiten Lendenwirbelkörper gehörender Reflexpunkt befindet sich etwa fünf Zentimeter seitlich und etwas unterhalb des Bauchnabels im Bereich der Muskulatur-Bindegewebsschicht. Soll beispielsweise dieser schmerzhafte Punkt entlastet werden, lagert der Therapeut die Beine des Patienten auf seinem Oberschenkel und die betroffene Seite zu sich hin. Dann überprüft er den Reflexpunkt bezüglich Gewebegefühl und Schmerzhaftigkeit und hält die eingestellte maximale Entspannungslage für 90 Sekunden. Bei erfolgreicher Therapie ist der Patient anschließend schmerzfrei.

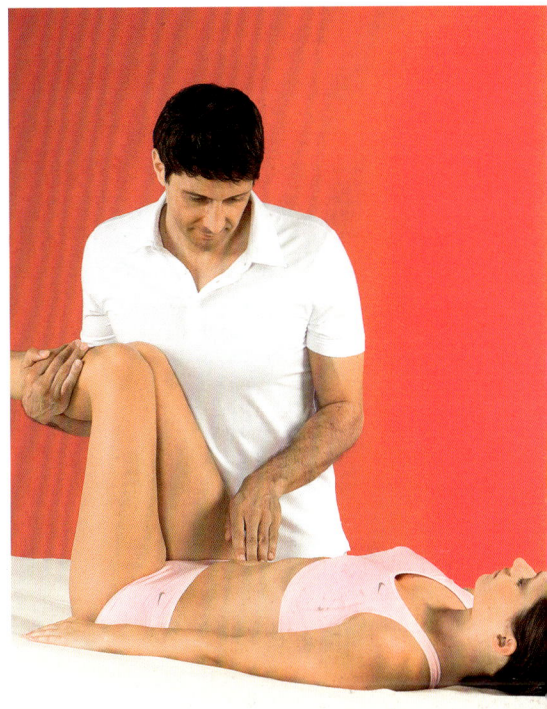

Die Strain-Counterstrain-Technik arbeitet mit Reflexpunkten, über die der Körper in eine entspannte Lage gebracht und gehalten wird. Im Bild wird ein Reflexpunkt am Bauch behandelt, der eine Schmerzregion im Rücken anzeigt.

Die lymphatischen Techniken

Der Lymphfluss ist für den Abtransport von Schlackenstoffen und für das Immunsystem außerordentlich wichtig. Zum Lymphsystem gehören unter anderem Lymphzellen, Lymphknoten, Thymus, Milz und Mandeln. Seine wichtigste Aufgabe ist die Bildung von Abwehrzellen und die Bekämpfung von Krankheitsprozessen. Daneben kommt dem Lymphsystem auch eine tragende Bedeutung beim Transport von Nahrungsfetten aus dem Darm und im Abtransport von Flüssigkeit aus den Gewebezwischenräumen zu. Doch während das Kreislaufsystem vom Herz als Pumpe angetrieben wird, ist der Weitertransport der Lymphflüssigkeit größtenteils indirekt auf Muskelkontraktionen der Gewebeumgebung, Gefäßpulsationen und Atembewegungen angewiesen. Schon kleine Fehlspannungen können den Transport der Lymphflüssigkeit beeinträchtigen; krankhafte Prozesse im Körper schlagen sich deshalb insbesondere in Störungen des Lymphsystems nieder. Der Osteopath wird deshalb dem Lymphsystem immer einen besonderen Stellenwert beimessen und die lymphatischen Techniken oft anwenden.

Spezielle Techniken werden im Bereich der quer liegenden Bindegewebsplatten angewandt, die natürliche Körperengpässe darstellen. Diese Platten finden sich im Schädel, im Bereich der oberen Brustraumbegrenzung, am Übergang von der Brusthöhle zur Eingeweidehöhle (Zwerchfell) und rund um den Beckenboden. Mit Hilfe der Lymphtechniken werden durch sanften Gewebedruck, Vibrationen, feine Schwingungen oder kleine Impulse Fehlspannungen in Geweben und Bindegewebsplatten beseitigt.

Lymphatische Techniken – wie hier die Beckenboden-Lösetechnik – sorgen für einen verbesserten Flüssigkeitsaustausch des Gewebes.

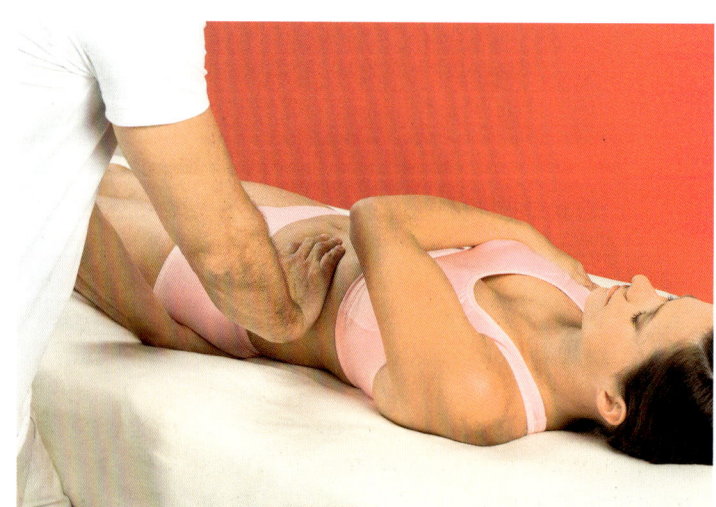

Bewegung, Übungen und Atemtechniken haben eine wichtige Funktion bei der Stimulierung des Lymphsystems. Dabei kann der Patient einige dieser sehr effektiven Techniken auch selbst zu Hause ausführen.

Innerhalb des osteopathischen Konzepts wurde den lymphatischen Techniken in den letzten Jahren eine spezielle Bedeutung beigemessen; der französische Arzt Dr. Bruno Chikly gilt als einer ihrer Wegbereiter. Weil sie für die Behandlung so bedeutend sind, kommt ihnen auch im Selbstbehandlungsprogramm ein besonderer Stellenwert zu (siehe Seite 103 ff.).

Die Beckenboden-Lösetechnik

Diese spezielle Lymphtechnik soll die Behandlung verdeutlichen: Der Therapeut hat auf der linken Seite eine Einschränkung der Beckenbodenmuskulatur entdeckt, die sich nicht wie rechts symmetrisch mit der Atmung nach unten und oben bewegt. Die Lymphbahnen können durch den entstehenden Fehldruck in ihrer Funktion beeinträchtigt werden. Der Patient liegt auf dem Rücken. Der Therapeut legt seine linke Hand an die Beckenbodenmuskulatur neben dem linken knöchernen Sitzbeinhöcker. Seine rechte Hand liegt auf der linken Seite des Zwerchfells und leitet die tiefen Ein- und Ausatmungsbewegungen. Je nach Muskelstörung baut der Therapeut mit seiner Hand dabei eine Gegenspannung auf oder hilft der Muskulatur, leichter nach oben oder unten zu gleiten. Das geschieht so lange, bis er eine Muskelnormalisierung erreicht hat.

Techniken zur Beeinflussung des Nervensystems

Das Nervensystem wird in einen willkürlichen und einen vegetativen Bereich unterteilt. Das willkürliche Nervensystem unterliegt unserem Willen und steuert die Skelettmuskulatur. Das vegetative funktioniert weitgehend unabhängig von Bewusstsein und Willen. Es steuert die inneren Organe und Drüsen und besteht aus zwei Teilen: Der Sympathikus ist zuständig für Aktivität, Jagd- und Fluchtverhalten, der Parasympathikus für Ruhe, Entspannung und Verdauung. Sympathikus und Parasympathikus müssen

CHAPMAN-PUNKTE

Dr. Francis Chapman, im Jahr 1897 einer der ersten Absolventen des Osteopathie-Colleges in Kirksville, erkannte die Wichtigkeit des Lymphsystems. Er entdeckte bestimmte Reflexpunkte, die es stimulieren können: die nach ihm benannten Chapman-Punkte. Er legte so den Grundstein für die lymphatischen Techniken. Einige Chapman-Punkte finden Sie in diesem Buch.

in einem harmonischen, ausgeglichenen Zusammenspiel funktionieren. Ungleichgewichte, insbesondere zugunsten einer erhöhten Aktivität des Sympathikus, können unterschiedliche Organ- und Gewebestörungen ebenso auslösen wie einen erhöhten Muskeltonus (Spannung).

Die Rippen-Hebetechnik

Durch diese Technik lässt sich das sympathische Nervensystem beeinflussen: Der Patient liegt auf dem Rücken, der Therapeut sitzt seitlich von ihm und schiebt seine flache, rechte Hand zwischen Liege und Rücken. Er hebt die zu behandelnden Rippen im Bereich des Wirbelsäulenansatzes leicht an, indem er sanft in das Gewebe nach oben drückt. Anschließend erfolgt ein behutsamer Gewebezug nach außen. Verstärkt wird dieser Zug durch die linke Hand des Therapeuten, die auf der Vorderseite des Brustkorbs nahe dem Brustbein ruht.

Die Technik beruhigt die hinter den Rippenköpfchen (gelenkige Verbindung der Rippen zu den Wirbelkörpern) liegenden sympathischen Nervenzellanhäufungen, die ihre Aktivität reduzieren. Als Nebeneffekt werden der lymphatische Strom und die Beweglichkeit der Rippen verbessert und die Atmung erleichtert.

Die Rippen-Hebetechnik beeinflusst das sympathische Nervensystem und wirkt auf Atmung, Rippenbeweglichkeit und Muskelspannung im Bereich des Brustkorbs.

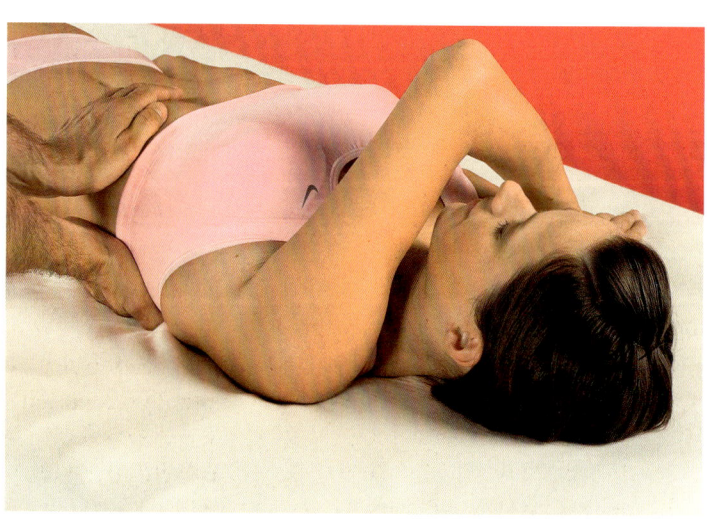

Die balancierten Band- und Membrantechniken

Bänder (Ligamente) und flächige Membranen dienen vornehmlich zur Stabilisierung von Gelenken und Knochenverbindungen. Unter normalen Umständen sind sie perfekt ausbalanciert. Bei einer Störung, etwa durch einen Sturz, Schlag oder Zug von anderen Gelenken oder Organen, kann ein Band auf einer Seite der Anheftung jedoch mehr Spannung entwickeln als auf der gegenüberliegenden Seite. Der Osteopath baut durch sanften Zug, Druck oder Gewebedrehung im Verlauf des Bandes eine exakt gleiche Gegenspannung auf. Nach einiger Zeit werden über körpereigene Reflexe, die vom Nervensystem gesteuert werden, Spannungen gelöst; das Band wird wieder in die normale Gleichgewichtslage zurückgeführt.

Auch die peripheren Nerven im Bereich der Extremitäten können mittels osteopathischer Techniken behandelt werden. Diese Nerven können in ihrer freien Beweglichkeit durch Entzündungen, Stürze, kleine Traumata und eine Schonhaltung – etwa infolge von Schmerz – beeinträchtigt werden. Sie verkleben dann und bauen Gewebespannungen auf. Spezielle Lösetechniken, die auch bei Bandscheibenvorfällen und Nervenschädigungen Anwendung finden, beseitigen die Gewebeblockaden und bringen das Gleichgewicht des Nervengewebes zurück. Bei bestimmten Störungen (Nervenschäden, Bandscheibenvorfälle) ist die Kombination mit schulmedizinischen Methoden unbedingt erforderlich. Osteopathische Begleittherapien sind jedoch meist äußerst wirksam.

Balancetechnik der Bindegewebsmembran zwischen Schienbein- und Wadenbeinknochen

Die wichtige Verbindung zwischen Sprunggelenk und Kniegelenk ist vielfachen Störungen ausgesetzt. Stellt der Therapeut zum Beispiel eine Spannung in Richtung Wadenbeinköpfchen fest, wird er dieses ebenso wie die Sprunggelenkgabel halten. Dadurch baut er eine entgegengerichtete Spannung auf, die alle Teile der Membran in den Punkt der vollständigen Balance überführt. Wird dieser Punkt der Gleichgewichtslage lange genug gehalten, setzt über Reflexe eine Membranentspannung ein.

GRUNDSATZ DER OSTEOPATHIE

Der Osteopath behandelt Kranke, keine Krankheitsbilder. Die den Beschwerden zugrunde liegenden Ursachen sind je nach Patient völlig unterschiedlicher Natur. Deshalb können keine allgemeingültigen Behandlungsrezepte bei Schmerzen wie Schultergelenkbeschwerden, Wirbelsäulenschmerzen oder Verdauungsproblemen genannt werden.

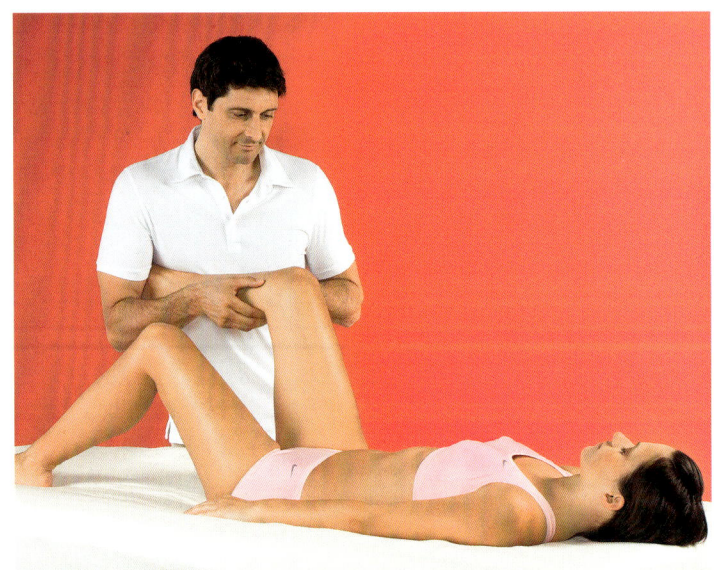

Die balancierte Membran-
technik normalisiert die
Spannung der Bindegewebs-
membran zwischen Schien-
und Wadenbeinknochen.

Stellen Sie sich einfach einmal ein Gummiband vor, das an zwei
Seiten befestigt ist. Wird über die rechte Seite Zug ausgeübt,
herrscht im rechten Teil des Bands eine höhere Spannung. Ein
Therapeut würde in diesem Fall auch im linken Teil des Bands
eine entsprechende Gegenspannung aufbauen. Die nach links
und rechts gerichteten Kräfte heben sich dadurch auf – auch
wenn im Band insgesamt noch immer eine erhöhte Spannung
herrscht. Nach einer gewissen Zeit wird im Körper jedoch ein Re-
flex ausgelöst, der eine Entspannung herbeiführt und alle Strukturen wieder in die Gleichgewichtslage bringt.

Die Reflexpunktanwendungen

Im menschlichen Körper sind mehrere Reflexpunktsysteme bekannt, die der Osteopath in seine Therapie integriert. Bei bestimmten Störungen im Bereich von Organen, Muskeln, Faszien
oder Bändern können sich beispielsweise spezielle schmerzhafte
Punkte an der Haut entwickeln. Sie helfen, der gestörten Struktur
auf die Spur zu kommen. Umgekehrt lässt sich natürlich durch
die Behandlung der Reflexpunkte eine ausgeprägte Wirkung im

Bereich der gestörten Strukturen hervorrufen. Der Osteopath kann dabei – je nach Erfordernis – den Punkt beruhigen oder stimulieren, er kann Druck, Vibration, Schwingungen oder sanfte Gewebeverschiebungen ausüben.

Die Reflexpunktsysteme sind ein weiteres Indiz für die übergreifende Zusammengehörigkeit aller Zellsysteme und die Notwendigkeit, bei Schmerzen einzelner Strukturen den gesamten Körper zu untersuchen.

Die Chapman-Punkte

Als Beispiel betrachten wir die wichtigen neurolymphatischen Reflexpunkte nach Dr. Chapman (siehe Seite 55). Sie schmerzen, wenn Störungen an inneren Organen oder Drüsen auftreten.

Nehmen wir an, ein Patient hat Beschwerden oder Störungen im Bereich der Speiseröhre. Der Therapeut wird schmerzhafte Punkte im Bereich des Zwischenraums der zweiten und dritten Rippe nahe am Brustbein finden, eventuell auch entsprechende Reflexpunkte auf der Körperrückseite am zweiten Brustwirbel. Nacheinander wird er diese Punkte für etwa 30 Sekunden drücken, wobei am Druckpunkt durchaus ein unangenehmes Gefühl auftreten kann. Dieses wird nach erfolgreicher Therapie jedoch sofort verschwinden.

Über die Chapman-Punkte kann der Osteopath Fehlfunktionen wichtiger Organe entscheidend beeinflussen.

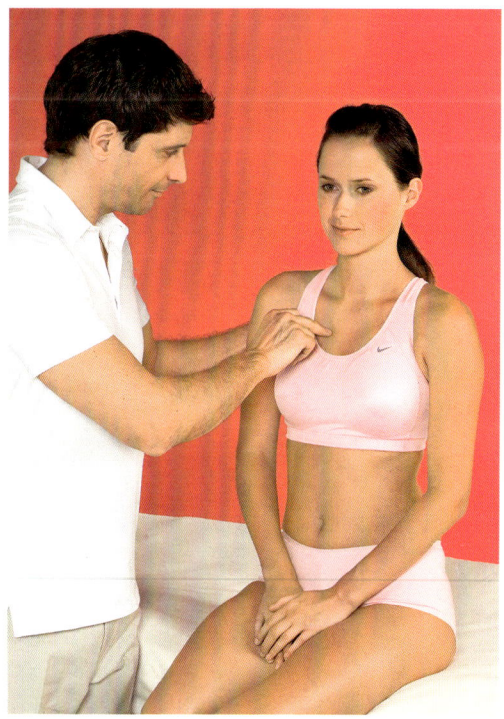

Die craniosacralen Techniken

Ein ungehinderter craniosacraler Rhythmus, der sich harmonisch ausbreitet, ist unabdingbare Voraussetzung für die Gesundheit und das Therapieziel jedes Osteopathen (siehe auch Seite 45 f.). Die Hirnnerven verlassen den knöchernen Schädel über sogenannte Nervenaustrittspunkte, um Kopf, Hals, innere Organe und Sinnesorgane zu versorgen. Eine wichtige Öffnung im Schädel (Foramen) stellt dabei das Drosselloch (Foramen jugulare) an der Schädelbasis dar. Hier verlassen wichtige Venen und mehrere Nerven den Schädel – unter anderem der Nervus vagus, der dem parasympathischen Nervensystem (siehe Seite 55) angehört. Entsprechend wird in den meisten Fällen an Schädel, Wirbelsäule und Kreuzbein behandelt; zugänglich ist der craniosacrale Rhythmus aber von allen Körperbereichen aus. Bei der Therapie wird der Osteopath durch feine gezielte Druckausübung und das Setzen kleiner Impulse die Flüssigkeitsausbreitung und das Schwingungsverhalten normalisieren. Bei einigen dieser Techniken wird ein derart sanfter Druck ausgeübt, dass er vom Patienten kaum wahrgenommen wird.

Schädelbasisentspannung

Innerhalb des craniosacralen Konzepts gibt es eine Vielzahl unterschiedlicher Techniken. Die hier beschriebene dient der Entlastung und Entspannung der Schädelnähte, der Muskulatur und Faszien im Schädelbereich. Dazu liegt der Patient auf dem Rücken, der Therapeut sitzt an seinem Kopf. Seine Fingerspitzen

Die craniosacrale Technik der Schädelbasisentspannung normalisiert die Muskulatur und die Bindegewebszüge am unteren Hinterkopf. Der Osteopath beseitigt so Fehlspannungen im Bereich der Schädelnähte.

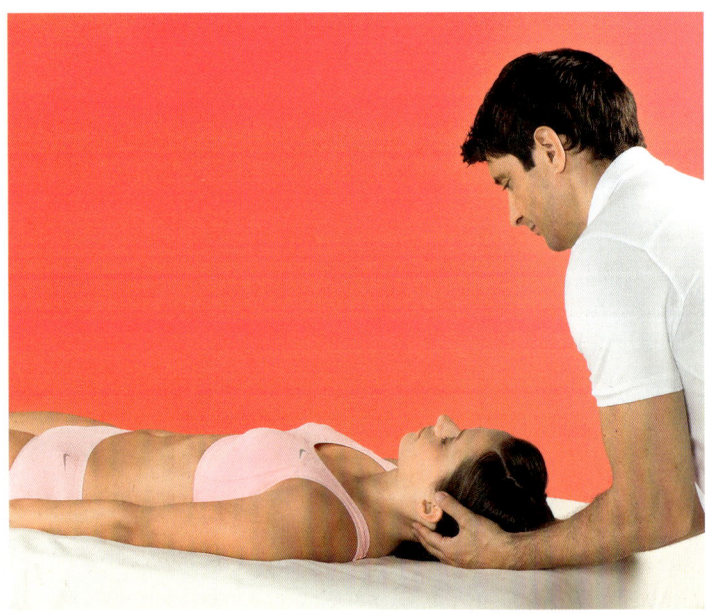

graben sich sanft in das Weichteilgewebe zwischen Hinterhaupt und Wirbelsäule ein und setzen das Hinterhaupt unter einen behutsamen Zug. Durch mehrere feine Druck- und Zugmanöver entspannt sich diese wichtige Region wieder.

Die viszeralen Techniken

Die viszeralen Techniken kommen zum Einsatz bei der Behandlung der inneren Organe mit ihren Fasziensystemen, der Arterien, Venen und Lymphgefäße sowie des die Organe versorgenden Nervensystems. Das viszerale System (siehe Seite 46 f.) ist durch die Organe im Brust- und Bauchraum – einschließlich der Geschlechts- und harnableitenden Organe – sehr groß. Dementsprechend ist es auch zahlreichen unterschiedlichen Störungen ausgesetzt. Doch gibt es für die Vielzahl der Strukturen auch eine Fülle von Behandlungsmethoden.

Harmonisierung der Eigenbewegung des Dünndarms

Unserem Dünndarm kommt als Energieorgan eine wichtige Stellung im Körper zu. Über einen Schließmuskel mündet der gemeinsame Bauchspeicheldrüsen- und Gallengang in den Dünndarm. Der Osteopath wird sich behutsam mit seiner Hand im Bereich des Rippenbogens durch die verschiedenen Gewebeschichten (Haut, Unterhaut, Bindegewebe, Bauchmuskulatur, Bauchfell, Bauchnetz) tasten und Dickdarmschlingen vorsichtig zur Seite schieben. Er wird mit feinen Drehbewegungen der Eigenbeweglichkeit des Dünndarms folgen, worauf nach einigen Zyklen eine Gewebeentspannung einsetzt.

Nach dieser ersten Entspannung wird der Therapeut weiter den Eigenschwingungen des Dünndarms folgen, bis der Eigenrhythmus verharrt und einen natürlichen Ruhepunkt erreicht (den sogenannten Still-Punkt). Über diesen Ruhepunkt stellt sich letztlich eine tiefe

Mit Hilfe viszeraler Techniken behebt der Therapeut zum Beispiel eine Funktionsstörung des Dünndarms.

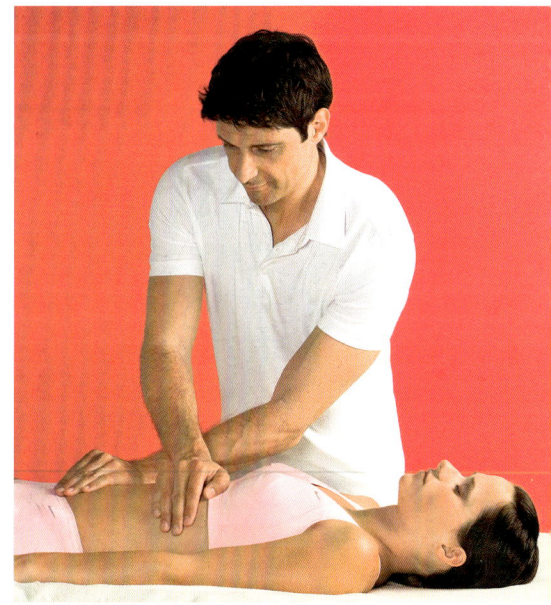

Entspannung ein. Nach einigen Sekunden nimmt anschließend der Körper selbst wieder eine harmonische Eigenbewegung auf. Die Blockade ist gelöst.

Weitere Techniken

Es gibt eine Fülle weiterer osteopathischer Behandlungstechniken, die der Osteopath je nach Patient und Fehlfunktionsmuster einsetzt; die bisher beschriebenen sind nur oft angewandte Beispiele. Zudem kann – obwohl die Osteopathie eine Therapieform ist, die ohne Medikamente und Spritzen auskommt – der Osteopath je nach Ausbildungsstand und persönlicher Erfahrung auch Medikamente verabreichen oder Injektionen setzen. Allerdings wird er dabei keine Substanzen chemischer Natur verwenden, die den Körper von außen verändern. Er setzt vielmehr auf solche Mittel, die Ordnungsmechanismen in Gang setzen und Selbstheilungskräfte aktivieren, beispielsweise Homöopathika.

BEGLEITENDE THERAPIEN
Osteopathie lässt sich sehr gut mit Homöopathie, Akupunktur, Kinesiologie und anderen ganzheitlichen Methoden kombinieren.

Wie geht es nach der Behandlung weiter?

Während der ersten Behandlung sind viele Patienten erst einmal überrascht, welch minimale Impulse gesetzt werden. Nicht wenige meinen sogar, der Osteopath lege einfach nur seine Hände auf den Körper; die feinen zielgerichteten Bewegungen nehmen sie überhaupt nicht wahr. Umso mehr sind sie dann erstaunt, wenn der Körper auf den neuen Ordnungszustand reagiert und die Beschwerden nach einem Tag (oder ein paar Tagen) sogar noch einmal leicht zunehmen. Wie bei der Homöopathie kann die Behandlung zunächst nämlich zu einer Erstverschlimmerung führen. Während der weiteren selbsttätig ablaufenden Regulation kommt es jedoch bald zu einer Beruhigung und Besserung.

Bei anderen Patienten wiederum macht sich schon kurz nach der Behandlung im ganzen Körper eine wohlige Schwere oder Müdigkeit bemerkbar; sie fühlen sich leichter und gelöster.

Es kommt allerdings auch vor, dass der Organismus überhaupt nicht auf die osteopathische Behandlung antwortet. So individuell jeder Einzelne von uns ist, so unterschiedlich ist eben auch die individuelle Reaktion unseres Körpers.

Osteopathie und Atlastherapie nach Arlen

Es existieren innerhalb der Osteopathie für nahezu alle Gewebe Techniken, um Fehlfunktionen zu normalisieren. Doch es gibt Ausnahmen: Für den sogenannten Atlas etwa, den ersten Halswirbel, der den Übergang zwischen Schädel und Wirbelsäule bildet, existieren zwar osteopathische Lösetechniken. Bestimmte Fehlstellungen lassen sich jedoch nur mit der Atlastherapie nach Arlen korrigieren. Dazu gehören Verletzungen nach PKW-Unfällen mit Schleudertraumata und Atlas-Verschiebungen nach Stürzen, selbst wenn diese nicht heftig waren. In vielen Fällen können sich die Patienten gar nicht mehr an die Unfälle erinnern, weil sie schon lange zurückliegen – schon bei der Geburt kann es zu Komplikationen im Atlasbereich kommen.

Kleiner Fehler, schwere Folgen

Mit den Jahren kann die Fehlstellung an der oberen Wirbelsäule zu dauerhaften Fehlhaltungen, Kopf- und Körperschiefhaltungen, chronischen Kopfschmerzen, Migräne, Rückenschmerzen, Augen- und Schluckbeschwerden sowie zum Schulter-Arm-Syndrom führen. Es können Tinnitus, Schwindelsyndrome und Sehstörungen auftreten. Und auch neurologische Erscheinungen wie Trigeminus-Neuralgie, Gefühlsstörungen, Durchblutungsstörungen im Kopf, tränende Augen können durch Atlasverschiebungen ausgelöst oder verschlimmert werden. Atlasfehlstellungen und eine offene Blut-Hirn-Schranke können zudem Allergien im Körper entstehen lassen – bis hin zu einer Überempfindlichkeit gegen verschiedene chemische Verbindungen (MCS = Multiple Chemikalien-Sensitivität).

Warum dieses Thema so wichtig ist? Eine Großzahl von Patienten, die einen Osteopathen aufsuchen, leidet an Atlasproblemen. Dabei kann die klassische Osteopathie allein nicht immer helfen. Im Gegenteil: Durch spezielle Techniken der Craniosacraltherapie kann unter Umständen sogar eine Verschlechterung ausgelöst werden. Dagegen können sich Atlastherapie und Osteopathie – richtig angewendet – ideal ergänzen. Auch viele Probleme bei Babys und Kindern lassen sich damit sehr gut behandeln.

Die Atlastherapie nach Arlen wird von Ärzten mit entsprechender Ausbildung durchgeführt.

Welche Krankheitsbilder können osteopathisch behandelt werden?

Sie haben auf Seite 57 den wichtigen osteopathischen Grundsatz kennengelernt, dass der Osteopath Kranke behandelt, keine Krankheitsbilder. Aus diesem Grund ist es schwer, eine Liste mit Krankheitsbildern anzugeben, die durch die Osteopathie geheilt beziehungsweise deren Beschwerden durch eine entsprechende Behandlung gelindert werden können. Prinzipiell lässt sich jedoch eines sagen: Solange der Mechanismus der Eigenregulation im Körper greift und keine Gewebestruktur zerstört ist, kann eine osteopathische Behandlung eine vollständige Heilung im Körper anregen. In anderen Fällen kann zumindest eine Schmerzbesserung oder Linderung erreicht werden.

Auf Grund unterschiedlicher anatomischer Verhältnisse ist es zudem sinnvoll, geschlechtsspezifische Unterschiede herauszustellen. Und auch Kinder weisen in allen Altersstufen ganz eigenständige Probleme auf; sie können (und dürfen) daher nicht einfach als kleine Erwachsene betrachtet werden. Aus diesem Grunde gibt es für die Kinder-Osteopathie ein eigenes Kapitel (siehe dazu Seite 68 ff. sowie die Übungen auf Seite 112 ff.).

WIE VIELE BEHANDLUNGEN SIND NÖTIG?

Wie lange die Behandlung eines Krankheitsbildes dauert, ist so unterschiedlich, dass sich keine allgemeingültigen Regeln aufstellen lassen. Ein akutes Problem mit wenigen Störungen des Körpergefüges mag nach einer Sitzung behoben sein. Die Therapie eines chronischen, lange Jahre bestehenden Problems mit krankhaften Störungen vieler Strukturen kann dagegen Monate in Anspruch nehmen.

Eins gilt allemal: Nach der Behandlung sollte der Körper über eine bestimmte Zeit in Ruhe gelassen werden, um die Eigenregulationskräfte nicht zu stören. Aus diesem Grund arbeitet der Osteopath eher in größeren Zeitabständen am Patienten. Diese Abstände können ein bis drei Wochen betragen. Dr. Still bemerkte dazu: »Such' die Läsion (krankhafte Störung im Körper), behandle die Läsion, lass' die Läsion in Ruhe.« Dieser Grundsatz hat bis heute uneingeschränkte Gültigkeit. Falsch gesetzte Reize (zu stark, zu viel, zu lang) können die Eigenregulation beeinträchtigen oder sogar hemmen.

Osteopathie bei Frauen

Bei Frauen gibt es mehrere Faktoren, die die sich selbst regulierenden Kräfte des Körpers an die Grenze der Leistungsfähigkeit führen können. Vor allem der Hormonzyklus und der spezielle Aufbau der weiblichen Organe lassen oftmals Funktionsstörungen entstehen. Diese lassen sich jedoch in den meisten Fällen sehr gut osteopathisch behandeln.

> Mit Beginn der Periode findet ein hormoneller Umstellungsprozess statt, der neben vielen positiven Erscheinungen auch Anlass zu körperlichen Problemen gibt. Denn der monatliche Periodenzyklus kann in vielfältiger Weise gestört werden. Neben psychisch-emotionalen Faktoren, die sekundär zu Ungleichgewicht im Gewebe führen können, gilt das vor allem für angeborene oder erworbene Gewebespannungen, die sich spontan nicht mehr lösen. Stimmungsschwankungen, Konzentrationsschwächen, Menstruationsschmerzen, Kopf- oder Kreuzschmerzen können daraus ebenso resultieren wie Blasen- und Vaginalentzündungen. Die schulmedizinisch-gynäkologischen Vorsorgeuntersuchungen sind in diesen Fällen meist unauffällig. Ursache für die Disbalance sind die weiblichen Geschlechtsorgane, die auf Grund ihrer Aufgaben hoch mobil und flexibel

GU-ERFOLGSTIPP   BEWUSST DEM SCHMERZ VORBEUGEN

Nicht nur körperliche Verletzungen können Schmerzen auslösen, sondern auch seelische. Wenn Sie sich überlastet oder überfordert, ausgegrenzt, zurückgewiesen oder nicht genug beachtet fühlen, werden schmerzverarbeitende Zentren im Gehirn aktiviert. Da wir Probleme jedoch nur allzu gern verdrängen, fällt es schwer, die psychischen Auslöser für den Schmerz zu erkennen. Mitunter dienen die körperlichen Beschwerden auch dazu, von den seelischen abzulenken. Stellen Sie sich besser Ihren Problemen und versuchen Sie, Ihr privates und berufliches Umfeld so zu gestalten, dass Sie wieder optimistisch in die Zukunft blicken können. Sprechen Sie außerdem bei Ihrem Therapeuten auch psychische Probleme an. Da die Osteopathie den Menschen ganzheitlich betrachtet, werden diese ebenso in die Diagnose mit einbezogen wie Verletzungen oder andere körperliche Unpässlichkeiten.

GU-ERFOLGSTIPP

BEHANDLUNG

IM DOPPELPACK

Unter Umständen
kann es während der
Schwangerschaft zu
Stress- und Belastungs-
situationen kommen,
die in Form von Gewe-
bespannungen auch
auf die kindliche Ent-
wicklung übergehen.
Bestimmte Kindslagen
im Uterus können eben-
falls zu Fehlspannun-
gen führen – ebenso
wie Geburtszeitpunkt,
Dauer der Wehen oder
verwendete Hilfsmittel.
Weil die Fehlspannun-
gen vom einen auf den
anderen übergehen
können, ist eine ge-
meinsame osteopathi-
sche Behandlung von
Mutter und Kind von
großem Nutzen.

konstruiert sind. Sie weisen dadurch aber auch eine besondere Anfälligkeit für Gewebefehlspannungen auf. Die Gebärmutter beispielsweise ist über Bänder und Bauchfellanheftungen mit den Beckenknochen verbunden; diese können direkt die Stellung und Funktion der Gebärmutter beeinflussen.

> Auch eine Entbindung kann auf Grund der großen körperlichen Umstellung Anlass für ganz unterschiedliche Beschwerden sein. In vielen Fällen ist es daher von Vorteil, wenn sich schwangere Frauen vor und besonders nach der Entbindung osteopathisch behandeln lassen. Das hilft, ein Ungleichgewicht von vornherein zu vermeiden.

> Eine weitere große Umstellung des Hormonhaushalts ist der Übergang in die Wechseljahre. Auch in dieser Phase treten vielfältige Symptome auf. Die Änderung der Hormonverteilung kann zum Beispiel mit dem Aufbau von Gewebespannungen einhergehen, die verhindern, dass die Eigenregulationskräfte greifen. Oft haben sich zudem im fortgeschrittenen Alter die Folgen ungesunder Lebensweisen angehäuft; die für den Umstellungsprozess nötigen körperlichen Kraftreserven sind aufgebraucht. Der Organismus kann sich nicht mehr selbst helfen.

HÄUFIGE BESCHWERDEBILDER BEI FRAUEN UND MÄNNERN

> Kopfschmerzen, Migräne, Nackenbeschwerden, Schiefhals, Rückenschmerzen, Hexenschuss, chronische Gelenkerkrankungen
> Sportunfälle
> Hörsturz, Ohrgeräusche (Tinnitus)
> Verdauungsbeschwerden
> Sexuelle Fehlfunktionen
> Nervosität, Angespanntheit, Schlafstörungen
> Wechseljahresbeschwerden, Hormonstörungen
> Kreislaufstörungen, vermehrtes Schwitzen, Hormonstörungen
> Menstruationsbeschwerden, Blasenschwäche
> Prostataleiden

Osteopathie bei Männern

Auch bei Männern gibt es eine Reihe spezifischer Faktoren, die die körpereigenen Selbstheilungskräfte einschränken. Für die Osteopathie spielt es dabei eine besondere Rolle, dass die männlichen Geschlechts- und harnableitenden Organe sich von den weiblichen deutlich unterscheiden. Und es gibt andere Unterschiede:

> Während bei Frauen Schulter-Nacken-Beschwerden vorherrschen, kommt es bei Männern gehäuft zu Schmerzen im Bereich der Lendenwirbelsäule.

> Mit zunehmendem Alter häufen sich sexuelle Fehlfunktionen und Prostatabeschwerden. Beruhen sie auf Funktionsstörungen, wie Beckenfehlstellungen oder einem erhöhten Tonus der Lenden-, Becken- und Beckenbodenmuskulatur, kann eine frühzeitige osteopathische Behandlung oft Abhilfe schaffen.

> In unterschiedlichem Ausmaß antworten wir auf familiäre und berufliche Konfliktsituationen mit einem erhöhten Aktivitäts- und Stressniveau. Dadurch können sich Gewebespannung und Muskeltonus immer mehr erhöhen, woraus Fehlstellungen, Ungleichgewichte und Flüssigkeitsstauungen mit Verschlechterung der Zellernährung resultieren. Natürlich trifft das auch auf Frauen zu. Männer versuchen jedoch tendenziell eher, kleinere Probleme zu verdrängen und zu kompensieren, indem sie andere Aktivitäten erhöhen. Frauen besitzen eher einen problembezogeneren Ansatz; sie suchen in der Regel schneller professionelle Hilfe – etwa beim Osteopathen.

TIPP

Eine kräftige Bauchmuskulatur entlastet den unteren Rücken und beugt so Beschwerden vor. Planen Sie deshalb alle zwei bis drei Tage etwa zehn Minuten für Situps und andere Bauchübungen ein.

WICHTIG: »GRENZEN« DER OSTEOPATHIE

Akute Entzündungen und Unfälle, Tumoren, andere schwere Erkrankungen oder psychische und psychiatrische Fälle gehören unbedingt in die Obhut eines Schulmediziners. Vorausgesetzt, Sie verzichten nicht auf seine Diagnosestellung und Therapieerörterung, gibt es jedoch keine Krankheit, bei der die Osteopathie neben anderen notwendigen Therapien nicht zumindest begleitend helfen kann.

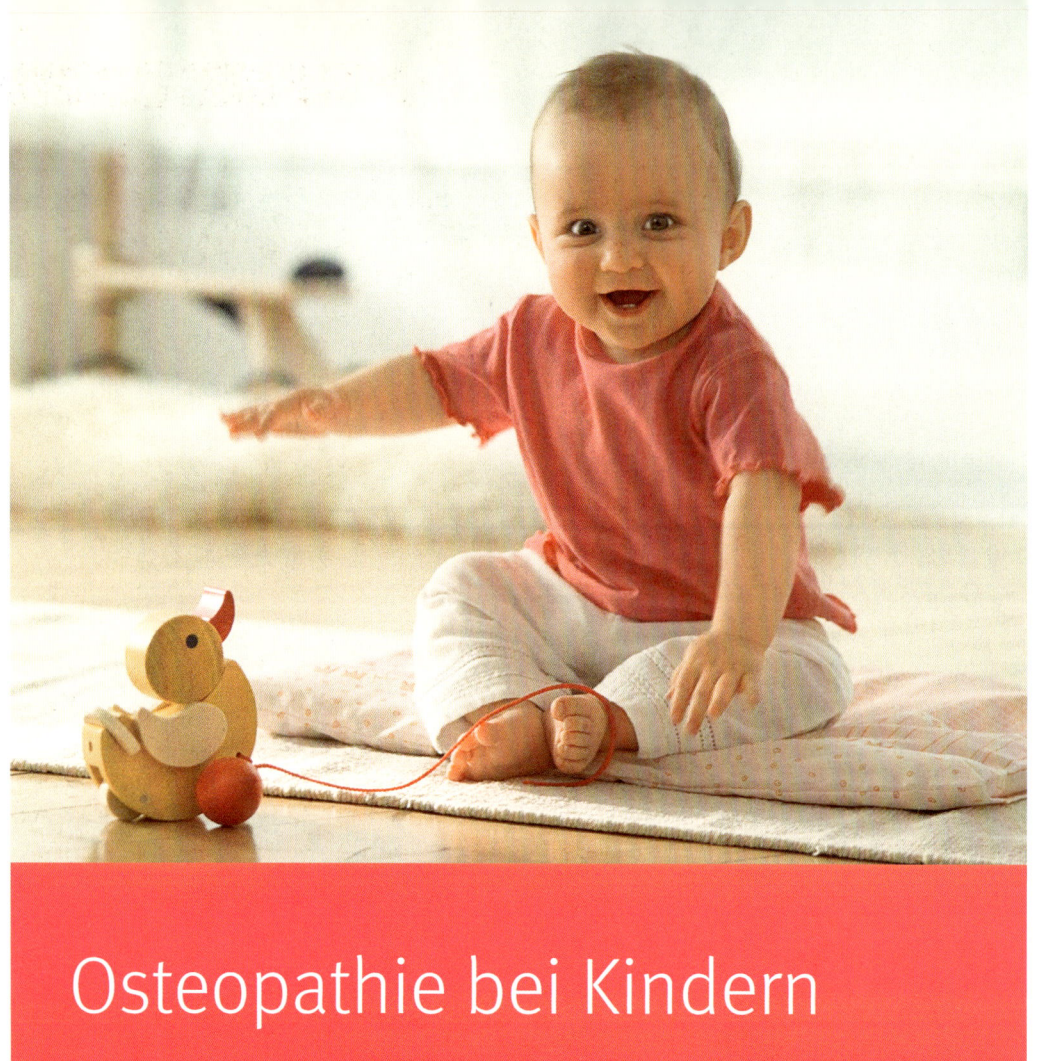

Osteopathie bei Kindern

Kinder haben aufgrund ihrer körperlichen Entwicklung ganz eigene Krankheitsbilder und Probleme, die sich nicht mit denen erwachsener Menschen vergleichen lassen. Deshalb sind auch in der Osteopathie Spezialisten gefragt. Im Idealfall kennt sich der Therapeut in der Entwicklung der kindlichen Motorik sehr gut aus: Denn viele osteopathische Störungen gehen mit motorischen Entwicklungsstörungen (Haltungsdefiziten) einher. Anderenfalls ist eine äußerst enge Zusammenarbeit mit einem Kinderarzt, einem Kinderneurologen, einem Orthopäden oder einem Manualmediziner nötig, um keine wichtigen entwicklungsneurologischen Befunde zu übersehen. Die Diagnose einer Haltungsstörung oder neurologischen Störung ist wichtig, um bei Bedarf frühzeitig mit einer speziellen Krankengymnastik (Physiotherapie) für Kinder zu beginnen.

Das Spannungsungleichgewicht

Gerade bei Kindern sind die möglichen negativen Folgen einer Disfunktion gut nachzuvollziehen; mit dem Begriff Disfunktion, also Fehlfunktion, wird ein Spannungsungleichgewicht unterschiedlicher Gewebearten bezeichnet. So kann etwa ein Bandsystem (Ligament), eine bindegewebige Membran (Faszie) oder eine Knochenstruktur die Gleichgewichtslage verlassen, indem es mehr zu einer Seite gezogen wird und im Gewebe auf der einen Seite Druck, auf der anderen Zug erzeugt. Ein gesundes, ungestörtes Gewebe befindet sich im Gleichgewicht und kann sehr schnell auf Erfordernisse zu allen Seiten hin reagieren. Ein gestörtes Gewebe reagiert dagegen verlangsamt und bevorzugt in eine bestimmte oder überhaupt nur in eine Richtung; dadurch gerät das feine System des Körpers aus der Balance. Neben den oben erwähnten Gewebearten können sich alle Gewebe (Gefäßsystem, Nervengewebe, innere Organe) falsch ausrichten.

Früherkennung ist wichtig

Der kindliche Körper besitzt einen hohen Wasseranteil. Deshalb sind auch die Knochen noch sehr weich und wasserreich; sie wachsen in die Richtung der natürlichen Belastungen. Die Form der Gewebe ergibt sich dabei aus der natürlichen Funktion. Ist ein Gewebe jedoch in eine Richtung blockiert, kann das Wachstum nur in die andere Richtung erfolgen – auch wenn sich dadurch eine Fehlfunktion ergibt. Je jünger ein Kind ist, umso schneller wächst und verändert sich sein Körper. Eine nicht behandelte Störung kann daher umso mehr Schaden anrichten. Manche dieser Störungen können auch Laien wahrnehmen, etwa bei Schreikindern, Koliken, Fehlformen des Kopfes, einem Schief-

WECHSELWIRKUNG
Eine falsche Haltung führt häufig zu Blockaden im Gewebe. Genauso aber können sich auch Barrieren im Körper negativ auf die Haltung auswirken.

hals oder bei Bewegungsmängeln. Häufig fallen sie jedoch nur Ärzten oder Therapeuten auf, beispielsweise bei bestimmten Haltungsschwächen, Blockierungen, die das Wachstum falsch beeinflussen oder Störungen, die eine Entwicklung der Sinnesorgane beeinträchtigen. Umso wichtiger ist es, rechtzeitig einen Fachmann zurate zu ziehen: Durch eine frühzeitige osteopathische Behandlung kann eine Vielzahl von störenden Fehleinflüssen ausgeräumt werden.

Gewebeblockaden und Krankheitsbilder

Den meisten kindlichen Beschwerdebildern liegen komplexe Gewebefehlfunktionen auf unterschiedlichen Ebenen zugrunde. Denn eine Barriere ruft in der Regel wie bei einer Kettenreaktion eine ganze Reihe von weiteren Störungen hervor; schließlich versucht der Körper, den »Fehler« durch Umstellungen auszugleichen. Dabei können Blockaden beim wachsenden Organismus schnell in neue Haltungs- und Bewegungsmuster integriert werden – häufig mit negativen Folgen für die Entwicklung.

Auf der anderen Seite jedoch sind die Eigenregulationskräfte und die Selbstheilungskräfte bei Kindern stark ausgeprägt. Auch verschwinden Störungen bei dem flexiblen, schnell reagierenden Gewebe nach einer osteopathischen Therapie sehr rasch. Gerade Blockaden einzelner Gewebe lassen sich relativ schnell und mit wenigen Behandlungen beheben. Eine Schlüsselfunktion kommt dabei dem Bereich des Schädels und der oberen Halswirbelkörper zu.

Der Atlas – der wichtigste Wirbel

Nicht nur bei Erwachsenen (siehe dazu auch Seite 63), sondern in ganz besonderem Maße auch bei Kindern sind der Atlas, also der oberste Wirbel der Wirbelsäule, sowie der zweite und dritte Halswirbelkörper (die sogenannten Kopfgelenke) häufig von Fehlfunktionen betroffen.

JE JÜNGER, DESTO BESSER

Je jünger ein Kinder ist, umso leichter lassen sich Störungen beheben. Neugeborene und Babys haben ein großes Wachstumspotenzial und noch keine fertigen Gewebestrukturen. Dementsprechend lässt sich ihr Gewebe noch sehr gut durch bestimmte Grifftechniken beeinflussen. In den USA wird in einigen Krankenhäusern jedes Baby durch osteopathische Ärzte untersucht. Auf diese Weise können mögliche Blockaden und Fehlfunktionen schon früh erkannt und korrigiert werden.

Die Kopfgelenke dienen als Wahrnehmungs- und Steuereinheit, damit wir die Stellung unseres Körpers im Raum bestimmen können. Spezielle Muskeln zwischen Schädel und Kopfgelenken haben daher sehr viel mehr Rezeptoren pro Gramm Muskelgewebe als die meisten anderen Muskeln des Körpers (über 300 – im Gegensatz zu sonst rund drei Rezeptoren pro Gramm). Eine ungestörte Bewegung in diesem Bereich der Wirbelsäule ist also ganz besonders wichtig.

Eine Bewegungsstörung der Wirbelkörper (»Blockierungen«) kann durch eine besondere Lage des Ungeborenen bereits im Mutterleib entstehen. Und auch die Geburt selbst ist ein kritischer Moment, da Kopf und Halswirbelsäule des Kindes dabei großen Kräften ausgesetzt sind. Normalerweise gelangen die gestauchten und verdrehten kindlichen Gewebe über Eigenregulationskräfte zwar rasch wieder in ihre ursprünglichen Ausgangsstellungen. Gelingt dies jedoch nicht, bleiben bei den Babys Funktionsstörungen zurück, die der kleine Körper nicht mehr aus eigener Kraft lösen kann. Im Kleinkind- und (Vor-)Schulalter kommt dann bei beinahe jedem Kind fast unvermeidbar noch der ein oder andere Sturz hinzu. Auch diese scheinbar harmlosen Unfälle können Störungen im Kopfgelenk verursachen.

Kopfgelenksblockaden und Krankheitssymptome

Die bei Kindern relativ häufig vorkommenden Blockaden zwischen Schädel und Atlas können mit Entzündungen der Mandeln und des Mittelohrs, immer wiederkehrenden Erkältungen, Kopfschmerzen, Schwindel und Ohrgeräuschen einhergehen. Sie beeinträchtigen unter Umständen die Spannungskontrolle des Körpers und können Gleichgewichtsstörungen hervorrufen. Blockaden der Kopfgelenke sind zudem oft mit Blockaden des Beckens verbunden; betroffene Kinder überspringen das Krabbeln, krabbeln schlecht oder einseitig, haben später Probleme mit dem Stehen und Laufen. Sie fallen durch einen Schiefhals oder eine Schiefhaltung des ganzen Körpers auf. Durch die einseitige Lage wiederum kann der Hinterkopf abgeplattet sein (bis hin zu einer deutlich auffallenden Deformation); häufig ist auch das Gesicht

BIODYNAMISCHE THERAPIE

Diese relativ neue osteopathische Therapie beschäftigt sich mit den Rhythmen, Wellen und Impulsen in jeder einzelnen Körperzelle, mithilfe derer diese untereinander kommunizieren und Organverbände bilden. Der menschliche Körper folgt demnach nicht einem vorgefertigten Bauplan, sondern entsteht aus biodynamischen Stoffwechselfeldern: Letztlich formen ihn die Dynamik kleinster Stoffe, Zellen und Organe. Anatomen und Biologen haben diese Modelle entwickelt, Osteopathen therapieren mit dieser Methode gerade Kinder sehr erfolgreich.

WICHTIG
Es ist unbedingt erforderlich, andere Ursachen für
ein KISS-Syndrom auszu-
schließen – etwa angebo-
rene Muskelverkürzungen,
Entzündungen, Tumoren,
Wirbelfehlbildungen so-
wie andere angeborene
Fehlbildungen.

asymmetrisch. Die Schlaflage ist zumeist einseitig. Die Kinder überstrecken sich oft, sind weinerlich, schreckhaft, schreien viel, wachen nachts häufig auf und lassen sich nur schwer beruhigen. Viele trinken und essen schlecht, auch Saugstörungen kommen vor. Von Barrieren in den Kopfgelenken kann sogar die spätere Sprachentwicklung betroffen sein; darüber hinaus wird durch sie die normalerweise ungestörte Entwicklung des Kiefergelenks und der Zahnstellung beeinträchtigt. Blockierungen der Kopfgelenke und des Atlas sind kein Einzelfall. Sie kommen vielmehr so häufig vor, dass der Manualtherapeut Dr. Heiner Biedermann einen eigenen Begriff dafür eingeführt hat: das KISS-Syndrom (kopfgelenksinduzierte Symmetrie-Störung). Andere Mediziner nennen das Krankheitsbild Tonusasymmetrie-Störung, da nicht nur die Kopfgelenke mit der typischen Kopfschiefhaltung betroffen sind, sondern in den meisten Fällen auch Rumpf und Becken eine asymmetrische Spannungsverteilung aufweisen und zudem häufig die Kreuz-Darmbein-Gelenke und bestimmte Wirbelkörper blockiert sind. Dem medizinischen Laien jedoch fällt ganz besonders die schiefe Kopfhaltung auf, weswegen das Krankheitsbild umgangssprachlich auch »Schiefhals« genannt wird. Mit dem Schiefhals gehen relativ häufig noch weitere Fehlbildungen einher, beispielsweise eine Hüftdysplasie oder ein Klumpfuß.

Verdauungsstörungen als Folge einer Blockade am Hinterkopf

Die Nerven, die vom Gehirn ausgehen, regeln und kontrollieren viele Funktionen des Körpers. Einer von ihnen – Nervus vagus – steuert unter anderem den Magen-Darm-Trakt. Er verlässt das Gehirn über ein Knochenloch am Hinterhaupt (siehe Seite 60). Gerade an dieser Stelle treffen verschiedene Schädelknochen aufeinander, die nicht selten in eine Blockade und Gewebeüberspannung geraten können. Dadurch wiederum können auch im Verlauf des Nervus vagus Irritationen entstehen. Und so ist es durchaus möglich, dass sich Störungen am Hinterkopf in Koliken, Blähungen oder ganz allgemein in Verdauungsbeschwerden äußern. Mitunter resultiert daraus auch ein exzessives Schreien, was sich gerade bei Babys relativ häufig beobachten lässt.

Der Osteopath untersucht bei einer entsprechenden Auffälligkeit zunächst die entsprechenden Stellen im Bereich des Schädels auf Fehlfunktionen. Dann geht er weiter und ertastet vorsichtig die Wirbelkörper, die Muskelspannung im Rückenbereich, die vordere Halsseite, den Brustkorb, das Zwerchfell und natürlich die Bewegung und Verspannungen der Darmschlingen sowie die Beckenstellung des kleinen Patienten. Er wird auf diese Weise nach und nach alle Fehlspannungen und Blockaden beseitigen, den Flüssigkeitsstrom im Organismus normalisieren und die Eigenbewegungen der Organe wiederherstellen. Dazu sind – abhängig von den körpereigenen Regulationskräften des Kindes – unterschiedlich viele Behandlungen nötig.

Krankheiten, die sich gut osteopathisch behandeln lassen

Bei einigen der genannten Krankheitsbilder kann bereits eine osteopathische Behandlung ausreichen. Andere werden »nur« osteopathisch begleitet – je nach Ausprägung steht dann die schulmedizinische Therapie im Vordergrund. Bei kindlichen Störungen sollte unbedingt immer auch ein Facharzt zu Rate gezogen werden, um keine andere notwendige Therapie zu versäumen.

Aufmerksamkeitsdefizit-Hyperaktivitätsstörung (ADS/ADHS)	Kopfschmerzen	Schluckschwierigkeiten
	Leistenhernie	Schreikinder
	Lernschwierigkeiten	Sensorische Integrationsstörungen
Asymmetrische Körperhaltungen	Lese-Rechtschreib-Schwäche (Teilleistungsstörungen)	Sprachstörungen
Bestimmte Hautausschläge	Lungenprobleme (z. B. Bronchitis, Asthma)	Trinkprobleme
Bestimmte Hörstörungen		Unruhe, Nervosität
Bestimmte Sehfehler	Mandelentzündung	Unrunde Kopfformen
Bestimmte Zahnfehlstellungen	Mittelohrentzündung	Verdauungsprobleme
Einnässen, Einkoten	Motorische Ungeschicklichkeit	Verspätetes Laufen
Fehlendes Krabbeln	Neurologische Erkrankungen (Zerebralparese, Morbus Down)	Verstopfter Tränenkanal
Gleichgewichtsstörungen		Wirbelsäulenschmerzen
Hüftdysplasie		Wirbelsäulenverformungen (Skoliosen)
Koliken	Schiefhals	
Konzentrationsstörungen	Schlafstörungen	Zähneknirschen

GU-ERFOLGSTIPP

HYPERAKTIVITÄT

Nicht erkanntes ADHS ist ein Risiko für die gesunde Entwicklung Ihres Kindes. Doch Vorsicht: Nicht jedes lebhafte Kind leidet auch wirklich an ADHS. Deshalb sollte die Diagnose nur ein ADHS-kundiger Kinderarzt stellen. Ziehen Sie im Zweifelsfall eine zweite Meinung hinzu. Informationen erhalten Sie z. B. unter www.adhs-deutschland.de. Unter der Rubrik »Unser Angebot« finden Sie unter »Telefonberatung« Ansprechpartner in Ihrer Gegend, die Ihnen Spezialisten nennen können.

Gleichgewichtsorgan Wirbelsäule

Die Gleichgewichtsregulation ist für den Menschen von überragender Bedeutung, damit er sich sicher auf zwei Beinen fortbewegen und das Muskelsystem möglichst energiesparend einsetzen kann. Allein das menschliche Gehirn benötigt bereits 20 Prozent des gesamten Energiehaushalts. Da kann es sich rasch negativ auf die kindliche Entwicklung auswirken, wenn Muskel- und Skelettsystem mehr Energie benötigen als unter normalen Bedingungen. Dementsprechend gehen Haltungsschwächen bei Kindern nahezu immer auch mit einer eingeschränkten Konzentrationsfähigkeit einher; die notwendige Verknüpfung der verschiedenen Sinnesorgane kann dadurch deutlich gemindert werden. Wer dies weiß, wundert sich wahrscheinlich nicht, dass die meisten Kinder mit einem Aufmerksamkeitsdefizitsyndrom (ADHS) auch deutliche Haltungsschwächen aufweisen.

Auf die Körperspannung kommt es an

Man sieht uns meist auf den ersten Blick an, wie es uns geht. Denn unser emotionales Empfinden wird stets in eine entsprechende Körperspannung übersetzt. Geht es uns schlecht, werden wir kleiner, wirken haltloser und gebeugt, werden eher in eine geschlossene, Schutz suchende Haltung gezogen. Geht es uns dagegen gut, halten wir uns sehr aufrecht, machen uns groß, öffnen uns in einer Streckhaltung. So signalisieren wir unserer Umwelt: »Seht her, hier komme ich, aufrecht, groß und offen.« Ein gesundes, das heißt variabel und flexibel reagierendes Bewegungssystem kann die gesamte Bandbreite der möglichen Körperspannungen und -haltungen durchlaufen und beherrscht das wichtige Wechselspiel zwischen Spannung und Entspannung.

Hat ein Kind dagegen Schwierigkeiten, die unterschiedlichen Körperspannungen einzunehmen, scheint es immer schlaff, lustlos, müde oder aber auch angespannt, unkonzentriert und hektisch. Denn genau wie sich das seelische Erleben in der Körperspannung und Körperhaltung ausdrückt, verhält es sich umgekehrt: Körperspannung und -haltung wirken sich auf das emotionale Empfinden und die seelische Ausdrucksfähigkeit aus.

Das Erlernen spezieller Bewegungsmuster

Der kindliche Körper ist gekennzeichnet durch andauerndes Wachstum und ständige Veränderung. Bestimmte Regionen des kleinen Körpers sind mit besonders vielen Rezeptoren (Melde-organen) ausgerüstet, die das Gehirn über die Stellung des Körpers im Raum informieren und dadurch die Körperhaltung und das Gleichgewicht regulieren. Dazu gehören neben den oberen Hals-wirbeln die Übergangsregion zwischen Halswirbel- und Brust-wirbelsäule sowie der Bereich zwischen Brustwirbel- und Len-denwirbelsäule, die Kreuz-Darmbein-Gelenke, die Füße, das Kiefer-gelenk und die muskuläre Regulierung der gesamten Wirbelsäule. Mit sechs bis sieben Jahren sind die Basissysteme für Motorik, Koordination und Gleichgewicht im Wesentlichen abgeschlos-sen. Sie müssen in den nachfolgenden Jahren durch viel Training jedoch noch weiter verfeinert werden. Der Körper konzentriert sich in dieser Phase nicht mehr auf das Erlernen grundlegender Bewegungen, sondern darauf, die einstudierten Haltungen und Bewegungsübergänge zu perfektionieren. Dabei werden leider auch eventuelle Störungen verfestigt und als feste Bestandteile in das individuelle Bewegungsschema übernommen. Und so kann sich jede Form einer asymmetrischen Muskelentwicklung, einer asymmetrischen Körperhaltung oder einer Gelenk- beziehungs-weise Gewebeblockade zu einem motorischen Fehlmuster entwi-ckeln. Die Folgen für die Kinder können dramatisch sein: schlechte Koordination, schlechte Konzentration, Ungeschick-lichkeit, motorische Unruhe (ADS/ADHS), verminderte Stress-toleranz, Ungeduld, Unausgeglichenheit, Nervosität, Labilität, emotionale Instabilität.

Und die Störungen sind von Dauer: Die Symptome halten sich bisweilen nicht nur bis weit ins Erwachsenenalter hinein. Sie können darüber hinaus zu einer eingeschränkten psychoemotio-nalen Belastbarkeit und daneben auch zu einem vorzeitigen Ge-lenkverschleiß und damit einhergehenden Schmerzen führen (Arthrose, siehe auch Seite 21). Aus diesem Grund ist es beson-ders wichtig, eventuell vorhandene Störungen möglichst frühzei-tig zu erkennen und passend zu behandeln.

ERWACHSENE UND ADHS

Langzeitstudien haben gezeigt, dass ADHS keine »Kinderkrankheit« ist. Bei rund 35 bis 60 Prozent der Betroffenen bleibt die Stö-rung auch im Erwachsenen-alter bestehen. Allerdings wird in dieser Altersstufe die richtige Diagnose – und die daran anschließende angemessene Versorgung – in der Regel nur von wirk-lich erfahrenen Therapeuten gestellt. Unruhe, Leistungs- und Stimmungsschwankun-gen, Schwierigkeiten im so-zialen Bereich oder bei der Organisation des Alltags können Indizien sein.

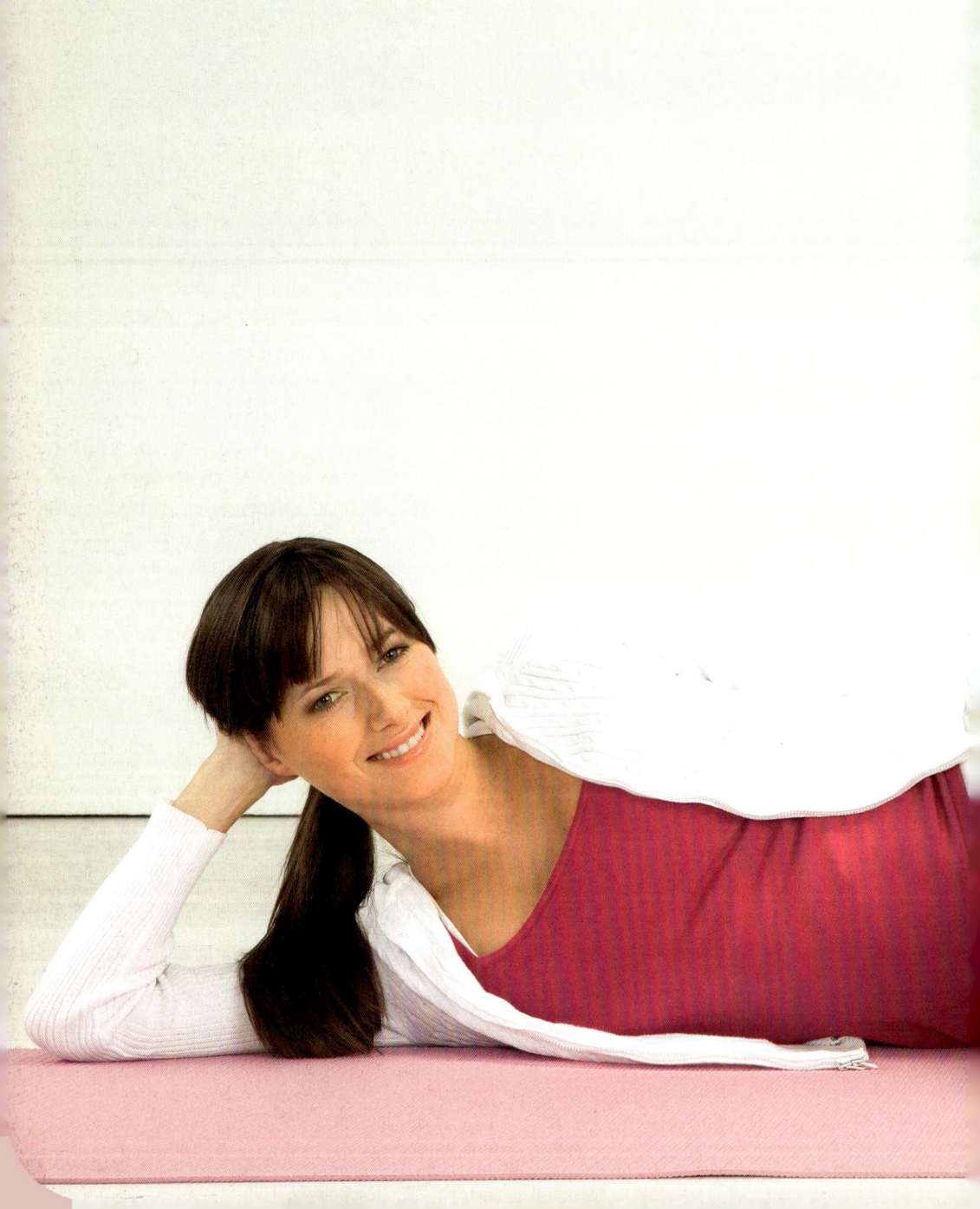

DIE OSTEOPATHISCHE SELBSTBEHANDLUNG

Regelmäßige osteopathische Übungen helfen, dass der Flüssigkeitsstrom im Körper ungehindert fließt, die Gewebestrukturen geschmeidig sind und Sie gesund bleiben.

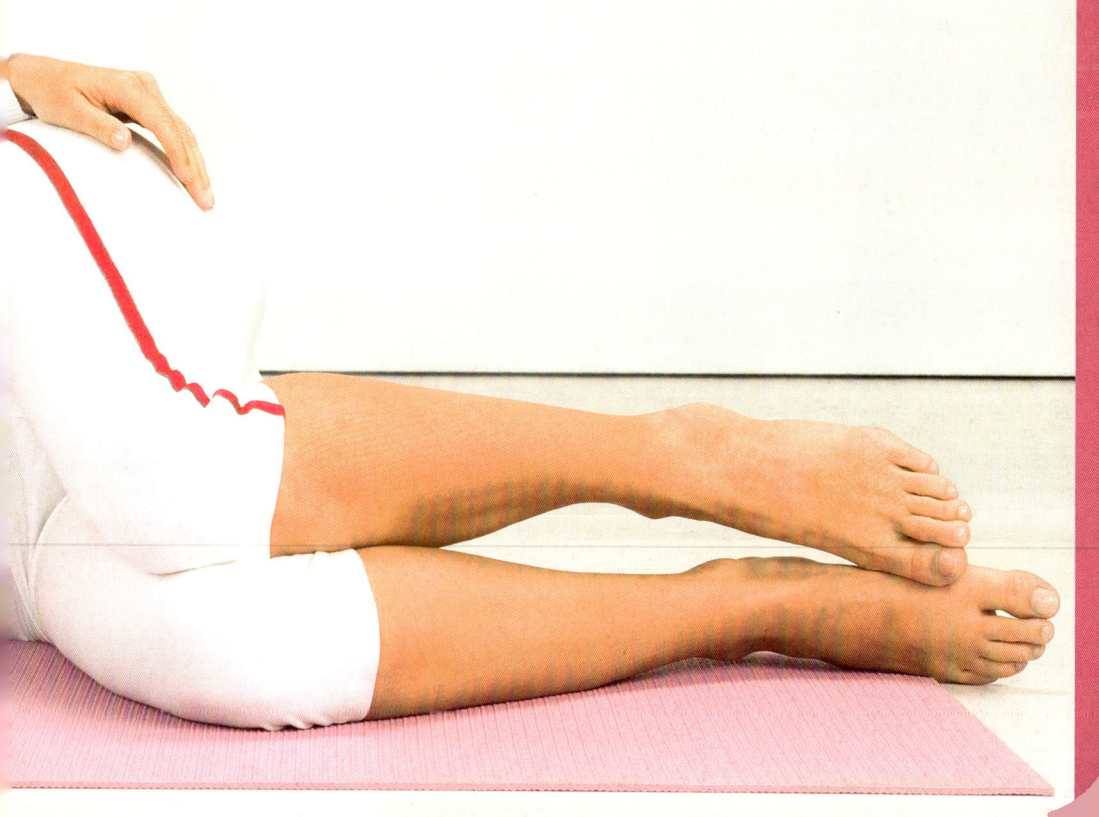

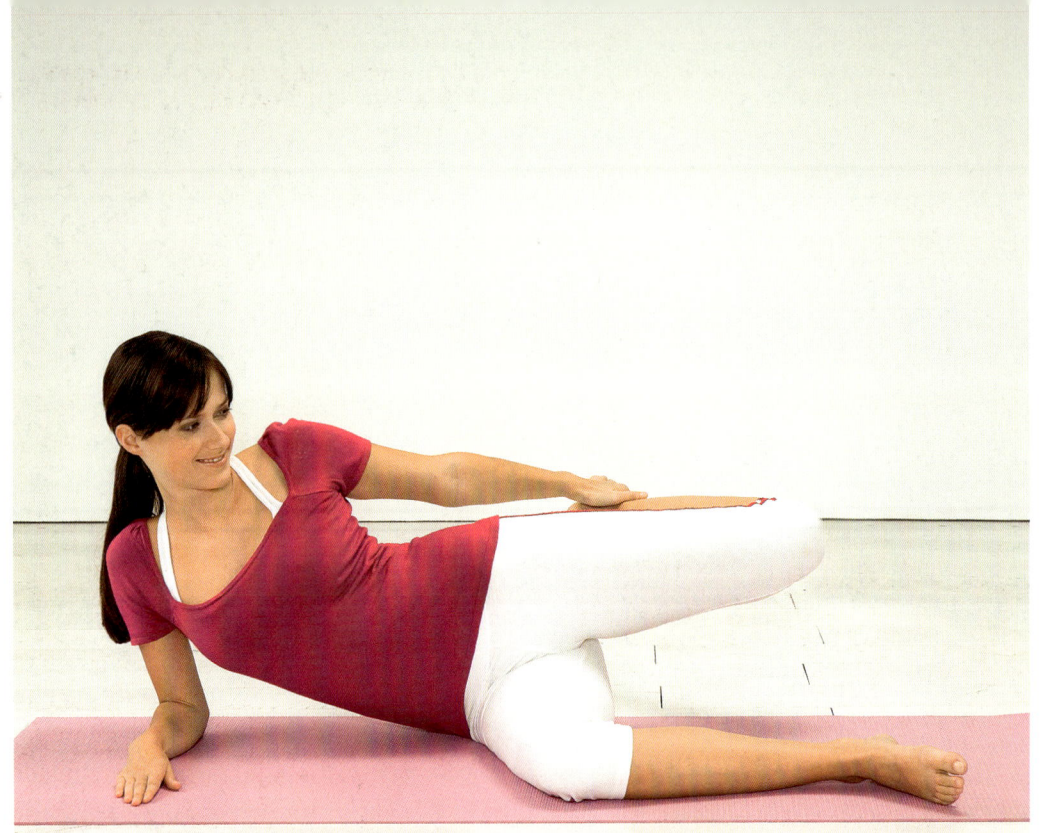

Die Selbstheilungskräfte
aktivieren

Körperübungen als gesundheitserhaltendes und gesundheitsför-
derndes Mittel haben eine jahrtausendealte Tradition und finden
in vielen Heilverfahren Anwendung. Einige der nachfolgenden
Übungen mögen Ihnen deshalb bekannt vorkommen; sie können
zum Beispiel Elemente der Physiotherapie, der chinesischen, tibe-
tischen und indischen Medizin enthalten. Natürlich haben die
Osteopathen das Rad nicht neu erfunden, aber sie haben die
Übungen in vielen Bereichen verbessert und vor allen Dingen auf

das osteopathische Konzept abgestimmt: Die Eigenregulationskräfte sollen die gestörte Körperbalance wiederherstellen. Damit der Strom des Lebens gleichmäßig und ungehindert in Ihnen fließen kann, und Sie auch in Zukunft gesund und voller Energie sind, sollten Sie die Übungen regelmäßig ausführen.

Individuelle Übungsprogramme

Dr. Andrew Still hat keine Unterlagen über seine Techniken hinterlassen und auch keine Übungen zur Selbstbehandlung beschrieben. Im Verlauf von mehr als einem Jahrhundert wurde die Osteopathie jedoch um viele Techniken und Übungen bereichert. Sie ist kein starres, festgeschriebenes System, sondern eine offene Behandlungsmethode, die auf der ungestörten Gewebefunktion aufbaut. Immer wieder entstehen neue Techniken und Übungen.

Jeder Osteopath kann ein eigenständiges Übungsprogramm für seine Patienten entwickeln. Dabei liegt es zum einen an den verschiedenen Ausbildungsgängen, zum anderen an den Traditionen in den Ausbildungsländern, in welchem Ausmaß ein Therapeut Übungen und Selbstbehandlungsprogramme einsetzt. In Amerika beispielsweise sind Übungen, die der Patient selbsttätig durchführt, sehr weit verbreitet.

Was Sie zuvor wissen sollten

Möglicherweise haben Sie sich unter Selbstbehandlungsprogramm etwas anderes vorgestellt, etwa: Gegen Rückenschmerz helfen Übung 1 und 2, bei Kopfschmerz die Übungen 3 und 4. Warum dies in der osteopathischen Philosophie nicht funktioniert? Gegen Rückenschmerz gibt es eben nicht nur eine einzige Therapie, schließlich können die Ursachen dafür so vielfältig sein wie die Menschen selbst. Nur ein ausgebildeter Osteopath ist in der Lage, unter vielen möglichen Störungen diejenige herauszufinden, die tatsächlich als Ursache in Frage kommt. Trotzdem: Gerade bei andauernden Beschwerden lassen sich durch ein unterstützendes Übungsprogramm die Selbstheilungskräfte aktivieren. Die fachmännische Behandlung durch einen Osteopathen kann dadurch allerdings nicht ersetzt werden.

TIPP

Tragen Sie beim Üben lockere, legere Kleidung, in der Sie sich wohlfühlen. Die meisten Übungen führen Sie auf dem Boden aus; für die Atem-, Lymph- und Partnerübungen können Sie sich auch auf eine Liege oder aufs Sofa legen. Auf dem Boden empfiehlt sich eine Decke oder Gymnastikmatte als Unterlage, für den Kopf brauchen Sie ein flaches Kissen.

Warum gibt es dann aber überhaupt ein Selbstbehandlungsprogramm? Ganz einfach: Die Osteopathie versteht sich nicht als Heilsystem, sondern als Therapie, die die Eigenregulationskräfte anstößt. Ihr Problem mag so komplex und schwierig sein, dass es der geschulten Hände des Osteopathen bedarf, um das Gewebe wieder ins Gleichgewicht zu bringen. Aber es ist auch möglich, dass Ihr Körper nur geringe Anstoßkräfte benötigt, um seine Selbstheilungskräfte zu aktivieren. Dann helfen Übungen, die das dem Körper innewohnende Eigenregulationssystem ansprechen. Dadurch richtet sich Ihr Körpergleichgewicht neu aus; die Balance zwischen Körper, Geist und Seele kann wiederhergestellt werden. Und Sie stärken Ihren Körper gegen krankhafte Einflüsse.

Neben den allgemeinen Übungen gibt es für spezielle Probleme natürlich auch ausgewählte Übungen, die Ihnen Ihr Osteopath demonstrieren und als Hausaufgabe mitgeben kann.

Die Grundübungen

Das osteopathische Selbstbehandlungsprogramm basiert auf der Stabilität des Rumpfs (den drei Säulen der Stabilität, siehe Seite 82 ff.). Die Wirbelsäule, unser sogenanntes Achsenorgan, bedarf der größtmöglichen Ausbalancierung. Voraussetzung hierfür ist eine reibungslos funktionierende Muskulatur. Doch die Muskulatur kann eine maximale Stabilisierung nur entfalten, wenn Arme und Beine dehnfähig sind; dies ist bei jedem Menschen unterschiedlich. Das fein regulierte Zusammenspiel der Muskeln, Knochen, Bindegewebshüllen und der Gefäß-Nerven-Bündel stellt dazu eine notwendige Voraussetzung dar.

Wie ein Schiff im Sturm

Ein Vergleich mit einem Segelschiff, das im Wind zur Seite geneigt über das Wasser gleitet, soll Ihnen das verdeutlichen. Während die dem Wind zugewandte Seite heftige Druck-

GU-ERFOLGSTIPP

SO ÜBEN SIE EFFEKTIV

Halten Sie sich immer eine wichtige Regel der Lebensaktivität vor Augen: Schwache Reize entfachen die Lebenstätigkeit, mittelstarke fördern sie, starke bis stärkste Reize können sie hemmen oder gar aufheben. Das bedeutet, dass nicht die Intensität (also hartes und langes Üben) entscheidend ist, sondern die Regelmäßigkeit. Leichte Übungsreize, diese dafür aber regelmäßig ausgeführt, sind die Basis eines gesunden Lebens.

kräfte aufnehmen muss, ist die gegenüberliegende, dem Wind abgewandte Seite großen Dehnkräften ausgesetzt.

Dem Segel entsprechen in unserem Vergleich die Arme und Beine, die für die eigentliche Fortbewegung sorgen. Binde- und Stützgewebe nehmen wie Taue die Kräfte auf und leiten sie weiter. Sie müssen daher zugleich elastisch und straff sein, um das »Segel« optimal zu unterstützen. Der Mast kann mit unserer Wirbelsäule verglichen werden. Sie wirkt als Pufferzone und kann viele Kräfte, also kleinere Probleme, ausgleichen – wenn sie elastisch genug ist. Neigt sich die Flexibilität unseres Mastes allerdings dem Ende zu, müssen Kräfte an die Taue weitergegeben werden. Auf Grund der eingeschränkten Elastizität und Regulierungsmöglichkeit des Gewebes können Überlastungsschäden bis hin zu schweren Krankheiten entstehen. Nur die Koordination aller Kräfte ermöglicht ein problemloses Fortkommen. Bei fehlender Abstimmung oder fehlendem Zusammenspiel bestimmter Faktoren bricht der Mast oder das Schiff kentert.

Nehmen wir nun noch das gute Gleitverhalten des Rumpfs im Wasser hinzu. Seine Stromlinienform steht symbolisch für weitere

INDIVIDUELLE LÖSUNGEN

Es gibt neben den im Folgenden beschriebenen eine Fülle weiterer Übungen, die eine positive Wirkung auf den Körper haben. Besprechen Sie mit Ihrem Osteopathen, welche am besten für Sie geeignet sind, oder lassen Sie sich ein individuelles Programm zusammenstellen.

WICHTIG: SUCHEN SIE UNTERSTÜTZUNG

Die osteopathische Philosophie überträgt Ihnen Verantwortung für Ihren Körper. Deshalb sollten Aktivität, Bewegung und Übungsprogramme zu Ihrer täglichen Routine gehören – wie das Duschen oder Zähneputzen. Das Selbstbehandlungsprogramm aktiviert Ihre Selbstheilungskräfte und beseitigt einfache Körperstörungen. Es kann jedoch den Besuch beim Osteopathen nicht ersetzen, wenn Sie nicht mehr zurechtkommen und Hilfe benötigen. Bei solchen speziellen Problemen muss der Osteopath Ihren Körper neu ausrichten, damit die Selbstheilungskräfte überhaupt wieder greifen können. Er kann aber auch schon früher tätig werden, um Funktionsstörungen zu einem Zeitpunkt zu beseitigen, an dem Sie noch keine Beschwerden haben. So lässt sich vermeiden, dass sich Probleme anhäufen.

Faktoren, die möglicherweise Ihre Gesundheit beeinträchtigen. Das können soziale Beziehungen, Emotionen, psychischer Zustand, Ernährungsgewohnheiten und Stress ebenso sein wie genetische Voraussetzungen oder erlittene Unfälle.

Mit den Stabilitätsübungen (ab der nächsten Seite) wird die Stabilität des Rumpfs in allen Ebenen trainiert. Die Mobilität, also das an die jeweilige Situation perfekt angepasste Verhalten von Elastizität und Straffheit der bindegewebigen Strukturen, wird durch die Mobilitätsübungen gewährleistet (siehe Seite 86 ff.).

Die Atmung schließlich kann als Mannschaft gesehen werden, die dem Segelboot erst Leben einhaucht und die Steuerung übernimmt. Die Atemübungen (siehe ab Seite 94) verbessern im übertragenen Sinne die Arbeit der Mannschaft und unterstützen so die Leistungsfähigkeit des gesamten Systems.

Die drei Säulen der Stabilität

Die drei folgenden Übungen stabilisieren die Muskeln – eine Wirkung, die mit Sicherheit auch Ihr Orthopäde oder Physiotherapeut begrüßen wird. Der Osteopath schätzt diese Übungen vor allem deshalb, weil durch sie die Muskeln kontrahieren. Dadurch wiederum werden die verschiedenen Organe ausgepresst, Blut- und Lymphfluss werden aktiviert.

Dem Auspressen und Komprimieren aller Organe folgt eine Phase der Ausdehnung mit Sogeffekt. Das Wirkprinzip erinnert an einen Schwamm: Der Rhythmus von Auspressen und Ausdehnen stimuliert Stoffwechselprozesse, wie den Abtransport von Schlacken, die Reinigung und Revitalisierung des Gefäß- und Fasziensystems oder die vermehrte Zufuhr von Nährstoffen einschließlich des lebensnotwendigen Sauerstoffs. Diese Selbstreinigungsmechanismen stärken die inneren Organe, die durch übermäßige oder falsche Ernährung sowie Bewegungsmangel in ihrer Leistungsfähigkeit oftmals eingeschränkt sind, in ihrer Funktion. Der Körper kann leichter neue Nährstoffe aufnehmen. Im osteopathischen Sinne kräftigen Sie mit den Stabilitätsübungen also nicht nur Ihre tragende Muskulatur (Bauch- und Rückenmuskeln), sondern vitalisieren Ihren gesamten Körper.

ÜBUNGS-EMPFEHLUNGEN

Die bei den jeweiligen Übungen angegebenen Zeiten und Wiederholungszahlen sind lediglich Anhaltspunkte. Einsteiger sollten langsam beginnen und sich allmählich an die Vorgaben herantasten. Trainierte können die Übungszeit ausdehnen.

1. Säule: das liegende »Y«

Mit dieser Übung kräftigen Sie die Körperrückseite.

> › Sie liegen auf dem Bauch, die Arme sind nach vorn und leicht
> zur Seite ausgestreckt – wie bei einem Ypsilon. Beine und Füße
> liegen fest am Boden.

1 › Nun heben Sie die Arme leicht vom Boden ab; sie werden nur
> von der Rückenmuskulatur gehalten. Stellen Sie sich vor, Sie
> müssten mit Armen und Händen ein Brett von sich schieben.
> Spannen Sie dabei die Bauchmuskulatur gut an.

> › Strecken Sie abwechselnd das rechte Bein und die linke Hand
> in Verlängerung der Körperachse von sich. Heben Sie Arm und
> Bein dabei leicht an. Atmen Sie ruhig und gleichmäßig weiter.

> › Wechseln Sie nun die Seite und strecken Sie das linke Bein
> und die rechte Hand.

> › Führen Sie die Übung jeweils zirka 10 Sekunden in eine Rich-
> tung aus; etwa 5-mal wiederholen.

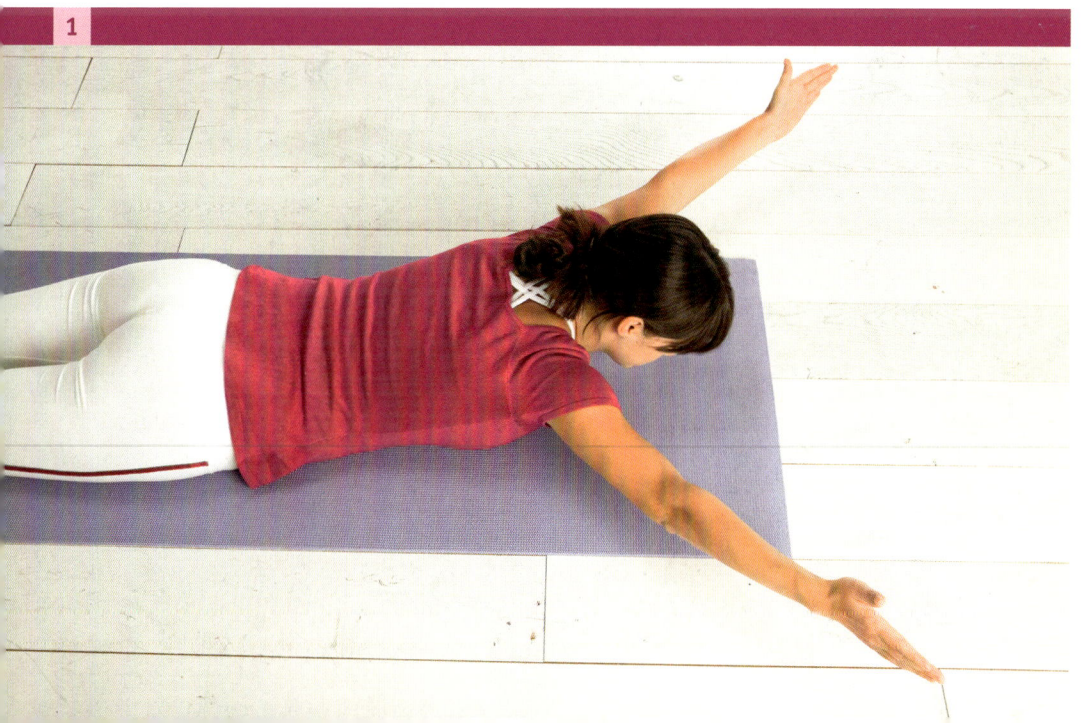

1

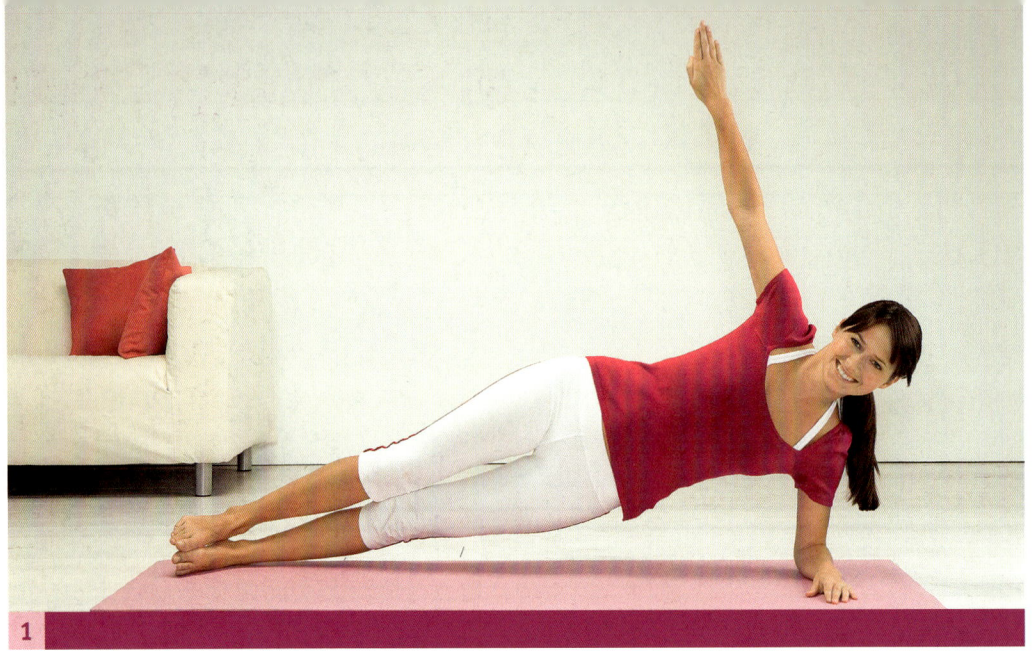

1

2. Säule: das seitliche »T«

Mit dieser Übung kräftigen Sie die jeweils unten liegende Körperseite.

> Legen Sie sich auf die linke Seite und stützen Sie sich mit dem linken Unterarm am Boden ab; der Ellbogen befindet sich genau unter der Schulter. Der Körper ist gestreckt: Kopf, Oberkörper, Hüfte und Beine bilden eine Linie. Die Hüfte ist gestreckt. Spannen Sie die Gesäßmuskulatur an.

> Heben Sie nun das Becken an, bis es sich in einer Linie mit dem Oberkörper befindet. Ihr Körper ruht jetzt nur auf Ellbogen, Unterarm und Füßen.

> Drücken Sie beide Schultern Richtung Boden und Hüfte, achten Sie dabei auf einen stabilen Schultergürtel.

1 > Strecken Sie den rechten Arm senkrecht nach oben, um das »T« zu vollenden. Drehen Sie dabei Ihre Handfläche nach außen. Sie werden einen angenehmen Zug im Bereich von Oberarm und Schulter verspüren.

> Halten Sie die Position zirka 10 Sekunden und gehen Sie dann in die Ausgangsstellung zurück.

> Etwa 5-mal wiederholen; wechseln Sie dann die Seite.

3. Säule: das aufgestellte »L«

Mit dieser Übung kräftigen Sie zum einen Ihre Bauchmuskeln und dehnen zum anderen Ihre Beinrückseite.

> › Legen Sie sich auf den Rücken und heben Sie Ihre angewinkelten Beine so weit vom Boden ab, bis sie einen rechten Winkel mit Ihrem Oberkörper bilden.

2 › Schieben Sie die Zehenspitzen zur Decke und strecken Sie Ihre Knie langsam so weit es geht durch. Atmen Sie bewusst während der Anspannung aus, arbeiten Sie langsam, ruckfrei und ohne Schwung. Die Bauchmuskelspannung sollte während der ganzen Übung gehalten werden.

> › Indem Sie anschließend abwechselnd die linke und rechte Ferse in Richtung Decke schieben, wird zusätzlich Ihre seitliche Bauchmuskulatur gekräftigt.

> › Halten Sie die Spannung etwa 10 Sekunden, ehe Sie in die Ausgangsstellung zurückgehen. Zirka 5-mal wiederholen.

TIPP

Wenn Sie bei dieser Übung die Fersen zur Decke schieben und die Zehen Richtung Schienbein ziehen, ist der Dehneffekt noch intensiver.

DIE GRUND- UND AUFBAUÜBUNGEN

› stabilisieren und mobilisieren den Körper,
› aktivieren das craniosacrale und lymphatische System,
› bringen das bindegewebige Gleichgewicht wieder ins Lot,
› reaktivieren die Flüssigkeitsströme und die Organbewegungen.

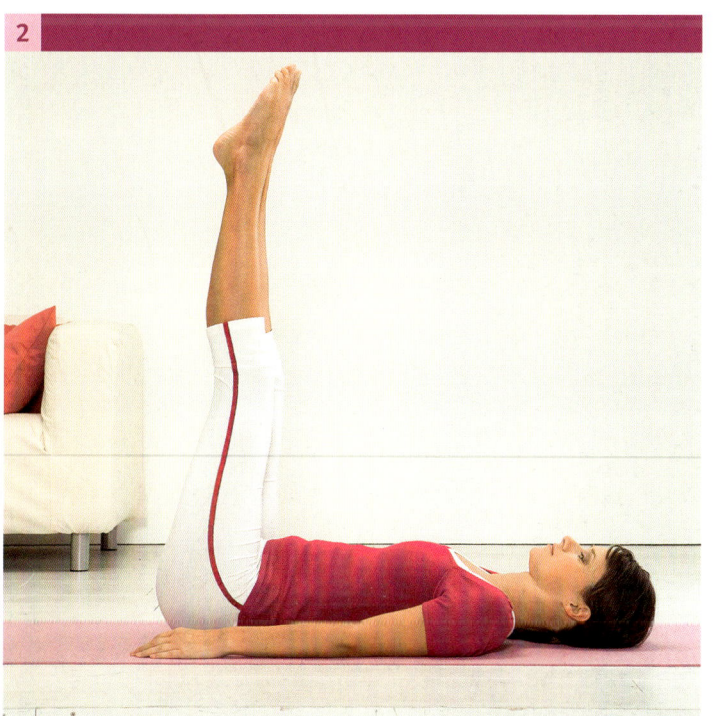

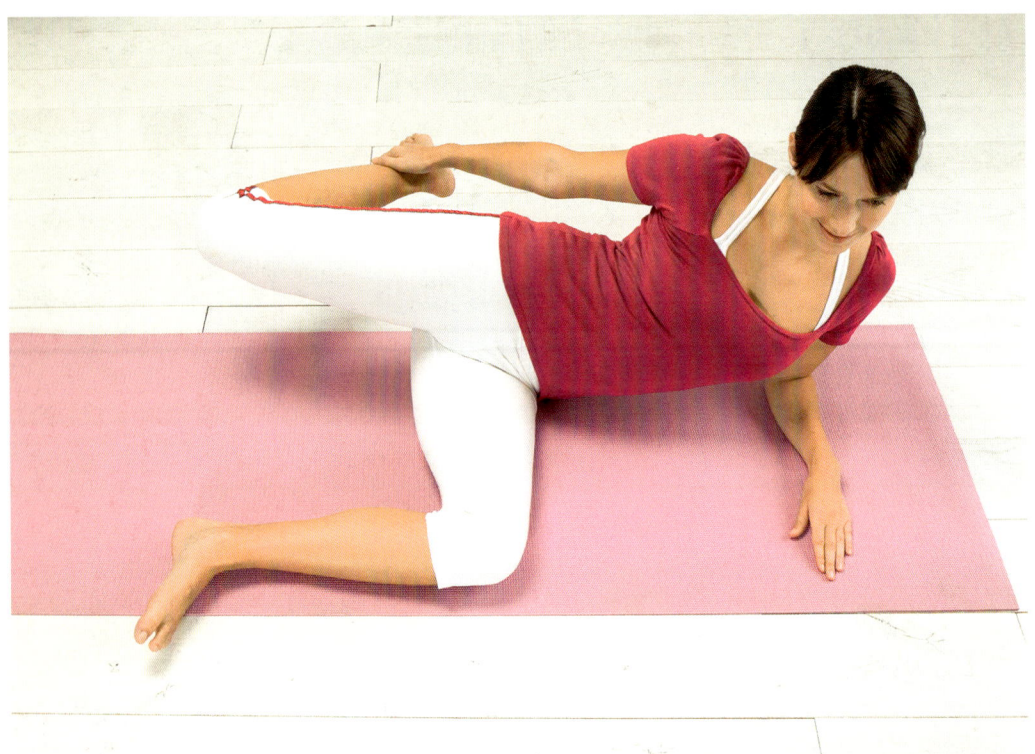

1

Die fünf Ebenen der Mobilität

Die folgenden fünf Mobilitätsübungen bilden in Kombination mit dem vorhergehenden Stabilitätsprogramm die Grundlage für das osteopathische Programm zur Gesunderhaltung und zur Aktivierung von Vitalitätsvorgängen und Selbstheilungsprozessen.

Dabei müssen den Stabilisierungsübungen des Rumpfes immer die Mobilitätsübungen folgen. Grund hierfür ist die in unserer westlichen Welt vorherrschende einseitige Beanspruchung unserer komplexen Muskulatur. Gleichen wir die zu Verkürzung neigenden Hauptmuskelgruppen des Körpers nicht durch dehnende Übungen aus, geht die vorher gewonnene Stabilität des Rumpfs recht schnell wieder verloren.

1. Ebene: Dehnen der Hüftbeuge- und Kniestreckmuskulatur

› Legen Sie sich auf die linke Seite und ziehen Sie das linke Bein so weit an, bis es vor der Hüfte liegt. Auf dem linken Arm stützen Sie sich ab.

1 › Winkeln Sie dann das rechte Bein nach hinten ab und umfassen Sie den rechten Unterschenkel mit der rechten Hand; ziehen Sie das Bein nach hinten. Achten Sie dabei darauf, dass Sie Bein und Oberkörper auf gleicher Höhe halten.
Durch das Ziehen des Oberschenkels nach hinten dehnen Sie die Oberschenkelvorderseite; machen Sie darüber hinaus das Bein lang, indem Sie eine Streckbewegung des Kniegelenks in die Richtung der haltenden Hand andeuten und das Becken etwas vorstrecken.

› Halten Sie die Dehnung mindestens 10 Sekunden und wiederholen Sie die Übung 3-mal.

› Wechseln Sie dann die Seite.

2. Ebene: Dehnen der kurzen Beinanzieher

2 › Setzen Sie sich aufrecht hin. Ziehen Sie die Beine etwas an, legen Sie Ihre Fußsohlen aneinander und drücken Sie dann die Knie nach außen und unten.

› Wenn Sie (noch) nicht so beweglich sind, drücken Sie mit den Händen die Knieinnenseiten sanft, aber nicht federnd nach außen, bis Sie einen angenehmen, nicht schmerzenden Dehnreiz auf den Oberschenkelinnenseiten verspüren.

› Halten Sie diese Dehnung mindestens 30 Sekunden und gehen Sie dann in die Ausgangsposition zurück. Wiederholen Sie die Übung noch 2-mal.

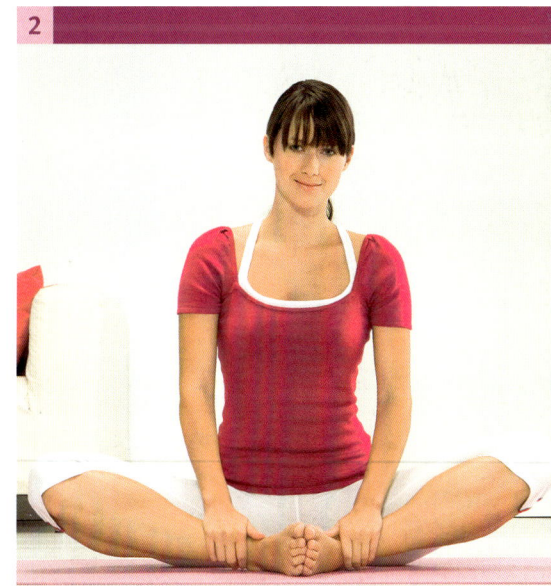

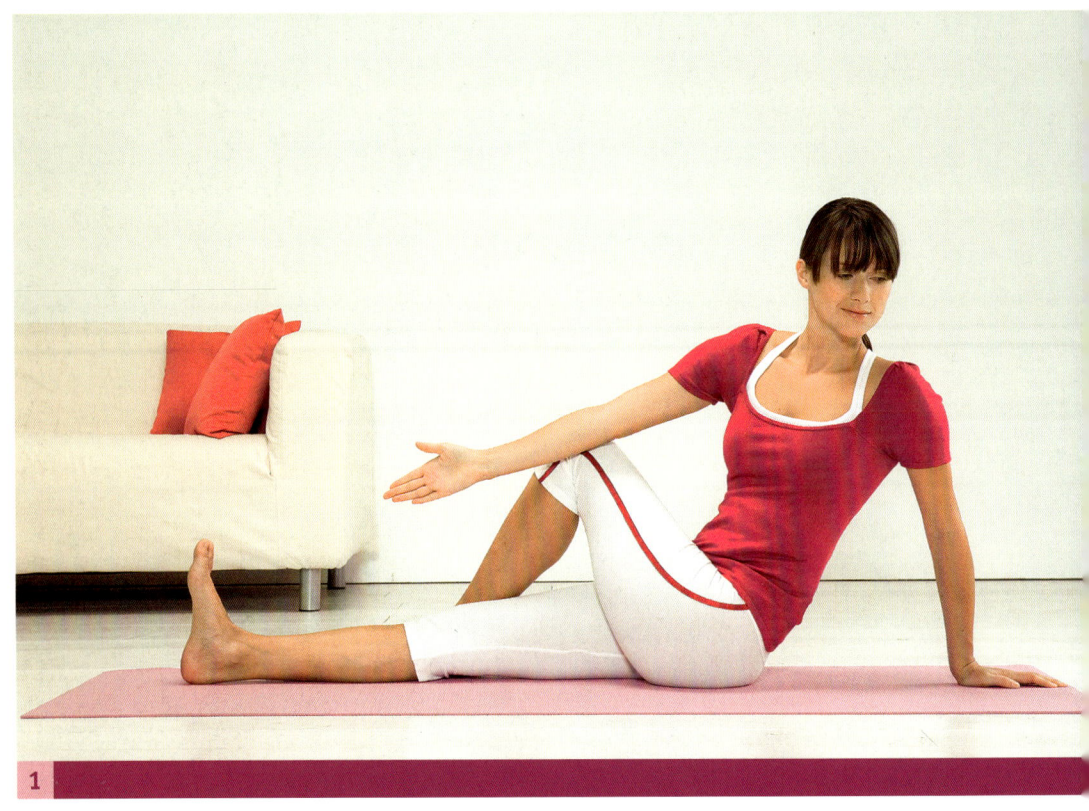

1

3. Ebene: Dehnen der Hüftaußendreher

› Setzen Sie sich aufrecht auf den Boden. Winkeln Sie das linke Bein an und stellen Sie es in Kniehöhe seitlich außen neben das gestreckte rechte Bein.

1 › Drücken Sie mit Ihrem gestreckten rechten Arm gegen das linke Kniegelenk nach außen in Richtung rechte Schulter. Die Wirbelsäule sollte aufgerichtet bleiben. Sie werden auf der jeweiligen Gesäßseite einen leichten Dehnreiz verspüren.

› Halten Sie die Dehnung jeweils mindestens 30 Sekunden; die Übung 3-mal wiederholen.

› Wechseln Sie anschließend die Seite.

4. Ebene: Dehnen der langen Beinanzieher

2 › Setzen Sie sich mit aufrechtem Rücken auf den Boden. Spreizen Sie die gestreckten Beine seitlich symmetrisch so weit wie möglich ab, jedoch nur so weit, dass Ihr Rücken noch gerade und aufgerichtet bleibt. Sie werden die Dehnung nicht nur oberhalb des Kniegelenks auf der Oberschenkelinnenseite spüren, sondern über das Kniegelenk hinaus Richtung Unterschenkel.

› Halten Sie die Dehnung ohne zu federn mindestens 30 Sekunden lang. Gehen Sie dann in die Ausgangsstellung zurück.

› 3-mal wiederholen.

5. Ebene: Dehnen der Beinrückseite

› Sie liegen mit gestreckten Beinen auf dem Rücken. Winkeln Sie ein Bein an und umfassen Sie den Oberschenkel knapp unterhalb des Knies mit beiden Händen.

3 › Ziehen Sie nun den Oberschenkel in Richtung Brust und die Fußspitze Richtung Schienbein. Dann schieben Sie die Ferse langsam Richtung Decke und strecken das Knie, bis Sie eine Dehnung an der Oberschenkelrückseite spüren. Das andere Bein bleibt dabei gestreckt am Boden liegen.

› Halten Sie die Dehnung ohne zu federn mindestens 30 Sekunden, ehe Sie in die Ausgangsstellung zurückgehen.

› Nach 3 Wiederholungen wechseln Sie die Seite.

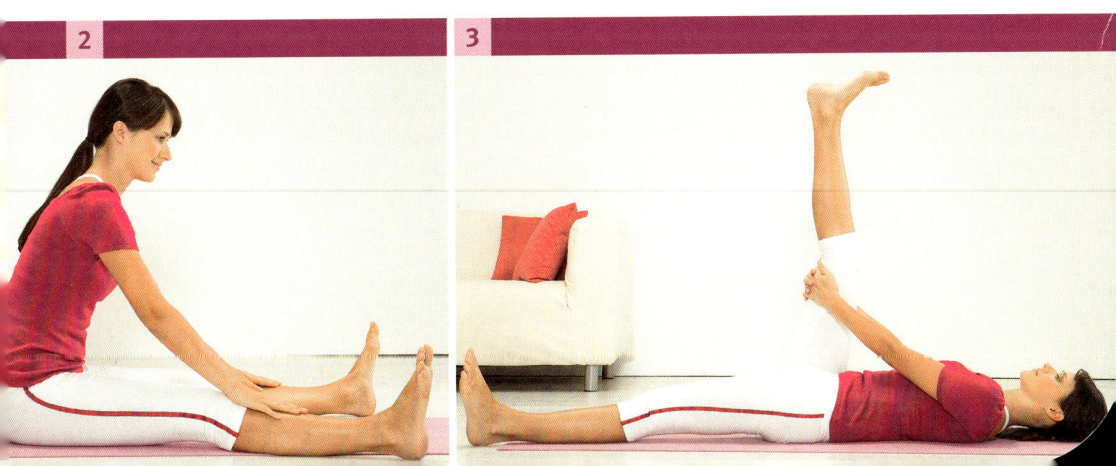

Die Kernübungen

Wie schon auf Seite 22 f. beschrieben, stellen die Bindegewebszüge das Kommunikationssystem im Körper dar: Alle zu- und abführenden Gefäße, das periphere Nervensystem, jedes einzelne Organ ist mit Bindegewebe umhüllt, sämtliche Zwischenräume des Körpers sind mit Bindegewebe ausgefüllt. Kein Gefäß steht mit den Zellen in direkter Verbindung, sie tauschen Nährstoffe, Schlackenstoffe und Informationen durch das zwischengeschaltete Bindegewebe aus. Das Bindegewebe ist dabei auch ein Speicher für viele Schlackenstoffe, die der Körper nicht abtransportieren kann. Zudem wirkt es als Puffer für die Säurebelastungen.

Die beiden folgenden Fließübungen dehnen die gesamten vorderen und hinteren Fasziensysteme und stellen damit im osteopathischen Sinn zwei Schlüsselübungen dar: Das Bindegewebssystem muss beweglich und elastisch sein, um seine wichtigen Aufgaben erfüllen zu können. Fehlfunktionen einzelner Organe können durch eine Einschränkung der Beweglichkeit Zug- und Druckkräfte im Bindegewebe auslösen. Liegt lediglich eine kleine Störung vor, können die folgenden Übungen die Selbstregulationskräfte des Körpers aktivieren und das Bindegewebe mobilisieren.

Die vordere Fließübung

Mit der vorderen Fließübung mobilisieren Sie die Muskel-Faszien-Systeme der Körpervorderseite.

TIPP

Atmen Sie gleichmäßig tief und ruhig. Nur so kann die vordere Fließübung, die den gesamten vorderen Körperbereich entspannt, dehnt und entwässert, ihre Wirkung voll entfalten.

› Legen Sie sich auf den Bauch. Ihre Hände liegen in Brusthöhe auf dem Boden. Die Beine sind bis in die Zehen gestreckt; die Fußrücken liegen flach auf dem Boden.

1 › Stützen Sie sich nun leicht mit den Händen ab und heben Sie den Oberkörper bis zum Brustbein langsam vom Boden ab. Strecken Sie den Kopf nach vorn, die Schultern ziehen Sie dabei nach unten in Richtung der Füße.

› Strecken Sie das Kinn nach vorn und heben Sie den Kopf langsam in den Nacken. Bei geschlossenem Mund spüren Sie die Dehnung der Halsfaszien.

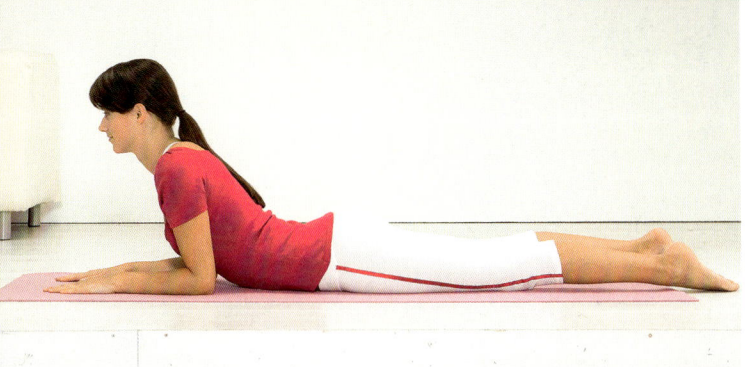

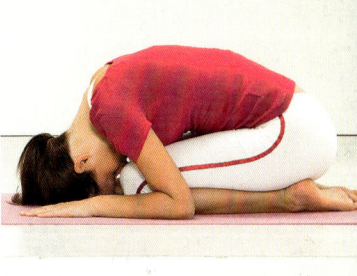

1

2

> Heben Sie den Oberkörper noch weiter ab: Sie spüren nun einen angenehmen Dehnreiz im Bereich des Oberkörpers. Der Bauchnabel sollte die ganze Zeit Kontakt zum Boden haben, in der Lendenwirbelsäule darf kein Schmerz entstehen. Durch regelmäßiges Üben, verbunden mit ausreichender Bewegung, werden Sie rasch in der Lage sein, den Oberkörper immer weiter in die Höhe zu heben.

> Halten Sie die Dehnung mindestens 7 Sekunden und gehen Sie dann in die Ausgangsstellung zurück. 3-mal wiederholen.

Die hintere Fließübung

Die hintere Fließübung mobilisiert die Muskel-Faszien-Systeme auf der Rückseite unseres Körpers.

> Gehen Sie in den Vierfüßlerstand. Machen Sie einen Katzenbuckel, indem Sie den Rücken möglichst rund nach oben wölben. Spüren Sie die Dehnung der Rückenfaszie.

2 > Lassen Sie sich anschließend zusammenfallen und machen Sie sich möglichst klein. Bringen Sie Ihre angewinkelten Beine unter die Brust; die Fußrücken liegen flach auf dem Boden. Senken Sie den Oberkörper so nah wie möglich an Beine und Boden und rollen Sie den Kopf so weit wie möglich an die Brust.

> Halten Sie die Dehnung mindestens 30 Sekunden. In die Ausgangsstellung zurückgehen. Die Übung 3-mal wiederholen.

WICHTIG
Sprechen Sie bei Beschwerden der Lendenwirbelsäule vor dem Üben mit Ihrem Therapeuten. Die vordere Fließübung kann und soll zwar gerade in diesem Fall angewandt werden – allerdings müssen eventuell kleine Änderungen erfolgen, um eine Überlastung der Lendenwirbelsäule zu vermeiden. Auch bei einem Bandscheibenvorfall sollten Sie unbedingt Rücksprache mit Ihrem Osteopathen halten.

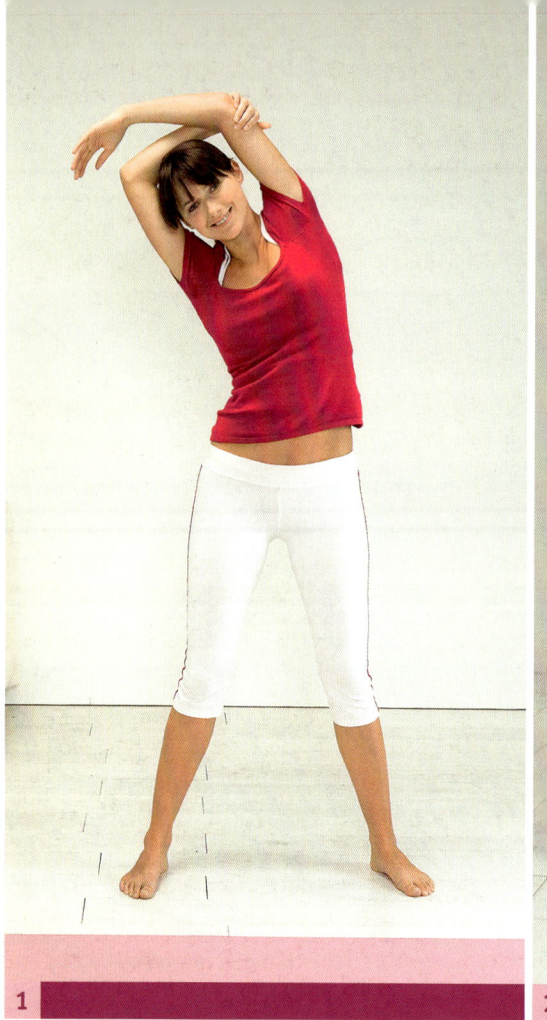

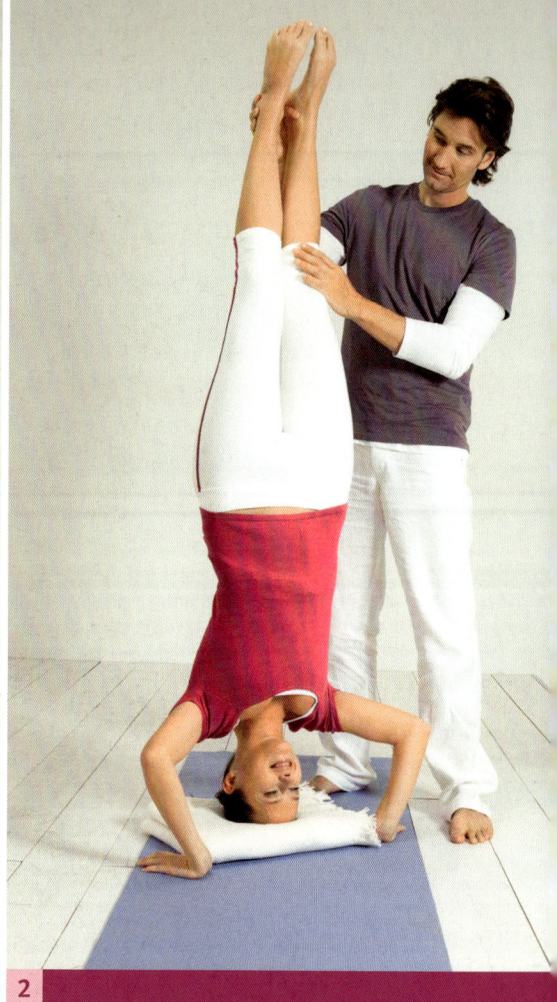

Die seitliche Fließübung

Und jetzt sind noch die seitlichen und diagonalen Muskel-Faszien-Systeme an der Reihe.

> Stellen Sie sich mit leicht gegrätschten Beinen aufrecht hin. Führen Sie den linken Arm seitlich über den Kopf.

1 > Fassen Sie den linken Oberarm mit der rechten Hand und neigen Sie den Oberkörper nach rechts. Bei jeder Ausatmung dehnen Sie etwas weiter.

> Nach zirka 10 Sekunden die Seite wechseln; jeweils etwa 3-mal.

Die Umkehr

Den Abschluss der Kernübungen, gleichsam die Krönung, stellt die völlige Umkehr des Menschen dar: der Kopfstand. Alle Organe werden optimal bewegt, durchblutet und drainiert.
Diese Übung mobilisiert den gesamten Körper, insbesondere die Flüssigkeitssysteme und inneren Organe. Durch unseren aufrechten Gang können die inneren Organe nicht – wie bei Vierfüßlern üblich – frei pendeln und sich ständig selbst mobilisieren. Beim Menschen liegen die Organe horizontal mit deutlich eingeschränkter Beweglichkeit.

> › Gehen Sie in den Vierfüßlerstand. Lagern Sie Ihren Kopf auf einem flachen Kissen und stellen Sie sich mit gestreckten Beinen auf die Zehenspitzen.

> **2** › Strecken Sie die Beine und bewegen Sie sie in Richtung des Gesichts. Mit einer Ausatmung drücken Sie sich dann nach oben in den Kopfstand. Trainieren Sie den Kopfstand anfangs mit einem Partner, der Ihre Beine hält. Sie können sich auch an einer Wand abstützen oder einen Handstand machen.

> › Beginnen Sie mit wenigen Sekunden Dauer und steigern Sie sich langsam auf bis zu 1 Minute.

Variation für Ungeübte

Einsteiger führen zunächst die folgende Vorübung durch, die den Kopfstand auch ersetzen kann.

> › Bilden Sie eine schräge Ebene (zum Beispiel mit einem Brett). Legen Sie sich so darauf, dass Ihre Füße höher liegen als Ihr Kopf. Steigern Sie dabei mit der Zeit nach und nach den Winkel und die Dauer der Lage.
> Schon diese einfach wirkende Übung kann große Veränderungen in Ihren Körperfunktionen hervorrufen.

> › Versuchen Sie anschließend, Ihren Körper auf der Schräge in sanfte Vibrationen und Schwingungen zu versetzen. Die positiven Effekte werden dadurch vervielfacht.

> › Steigern Sie die Übungsdauer nur langsam. Mit der Zeit können Sie sie bis auf mehrere Minuten ausdehnen.

WICHTIG
Bei Herz-Kreislauf-Erkrankungen oder verändertem Hirndruck sollten Sie mit Ihrem Osteopathen sprechen, ehe Sie die Umkehrübung durchführen. Bei Schwindel oder anderen Symptomen unterbrechen Sie die Übung sofort und wenden sich ebenfalls an den Therapeuten.

WICHTIG
Legen Sie bei der Variation der Umkehrübung nur die Beine höher, knicken Sie in der Hüfte ab, was den angestrebten freien Fluss der Körpersäfte beeinträchtigt. Zudem soll ja eine Lageumkehrung der inneren Organe erreicht werden.

Die Aufbauübungen

Der Atmung wird in vielen ganzheitlichen Therapien ein besonderer Stellenwert eingeräumt; in der Osteopathie ist sie wichtig für die Lebensenergie: Die emotionale, spirituelle, seelische und geistige Ebene drücken sich auch über die Atmung aus. Im Umkehrschluss können diese Ebenen über die Atmung aber auch gut erreicht werden.

Die fünf Dimensionen der Atmung

TIPP

Machen Sie während einer Atemübung keine Pause. Das würde zu viel Aufmerksamkeit von der konzentrierten, wellenförmigen, gleichmäßigen Atmung abziehen.

Der Osteopath wird in seinen Behandlungen immer ein besonderes Augenmerk auf ein Gewebeungleichgewicht im Bereich der Lungen, des Brustkorbs einschließlich seiner Verbindungen sowie der Atemmuskulatur werfen. Mit jedem Atemzug wird Energie auf benachbarte Organe übertragen, wird ein lebensnotwendiger Rhythmus und Takt erzeugt. Die Atmung schafft die Voraussetzungen für ein ungestörtes Gleitverhalten der Gewebeschichten. Aus diesem Grund sind Atemübungen in Richtung der ausgewählten Organe wichtig für deren Funktion. Die Energiekonzentration in eine bestimmte Richtung regt an entsprechender Stelle den Gasaustausch und die Blutzirkulation besonders an und aktiviert die Regionen neu. Die bewusste Atmung mobilisiert die Hüllgewebe und schwemmt darin befindliche Schlackenstoffe aus. Sie fördert zudem das für den Osteopathen wichtige freie Gleitverhalten – Vorbedingung für die störungsfreie Organfunktion.

1. Atemübung: Energie für die Lungen

> Sie liegen auf dem Rücken, die Beine sind angewinkelt. Beide Hände ruhen sanft auf dem Brustkorb.

1 > Konzentrieren Sie sich mit geschlossenen Augen auf Ihre ruhige, langsame und tiefe Atmung. Versuchen Sie, in Richtung Ihrer Hände zu atmen. Sie bewirken dadurch eine Energiekonzentration in der Lunge.

> Atmen Sie ohne Pause etwa 7-mal bewusst ein und aus.

> Zum Abschluss bringen Sie Ihre Hände in sanfte Vibrationen, die sich fühlbar auf das darunterliegende Gewebe übertragen.

2. Atemübung: Energie für die Leber

› Sie liegen auf dem Rücken, die Beine sind angewinkelt. Legen Sie Ihre rechte Hand etwas oberhalb des rechten Rippenbogens. Ihre linke Hand platzieren Sie seitlich unterhalb der rechten Hand. Schließen Sie die Augen.

2 › Konzentrieren Sie sich auf Ihre ruhige, langsame und tiefe Atmung. Versuchen Sie, bewusst in die Richtung Ihrer Hände zu atmen. Sie bewirken dadurch eine Energiekonzentration in Ihrer Leber.

› Atmen Sie ohne Pause etwa 7-mal bewusst ein und aus.

› Bevor Sie die Übung abschließen, bringen Sie Ihre Hände in sanfte Vibrationen, die sich fühlbar auf das darunterliegende Gewebe übertragen.

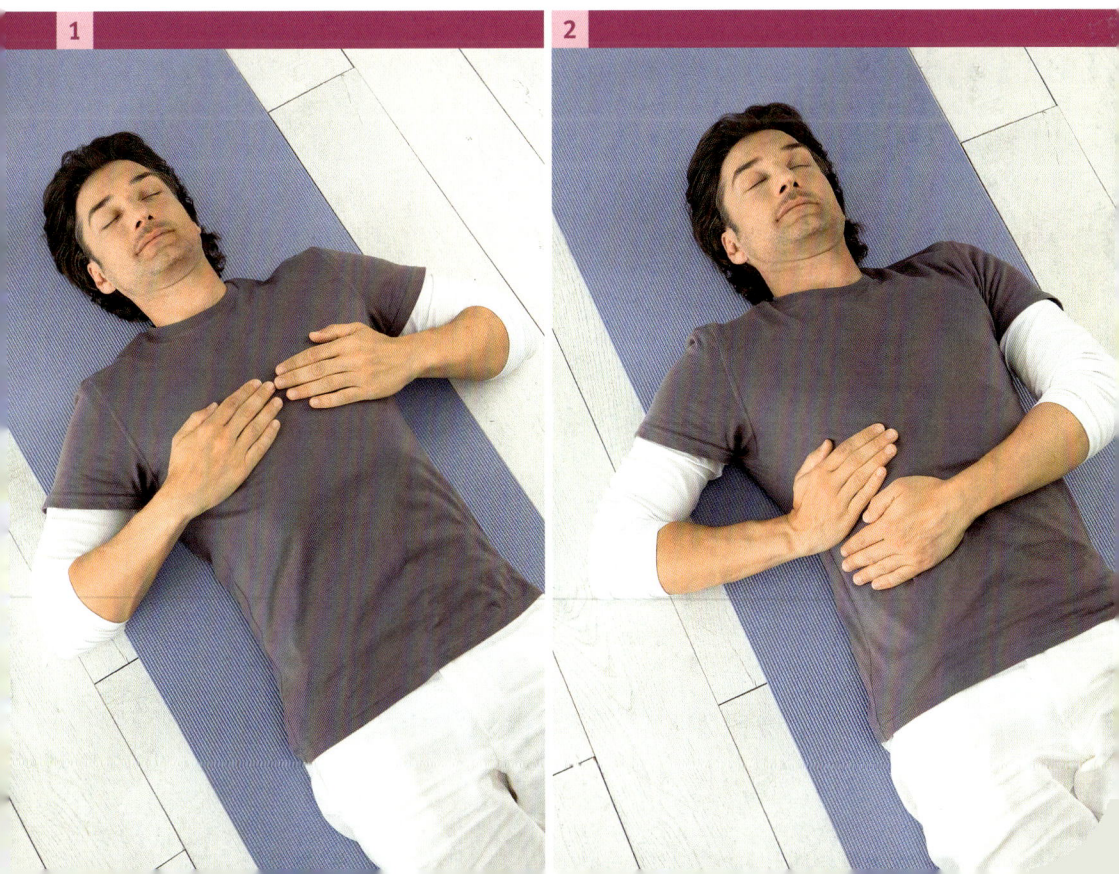

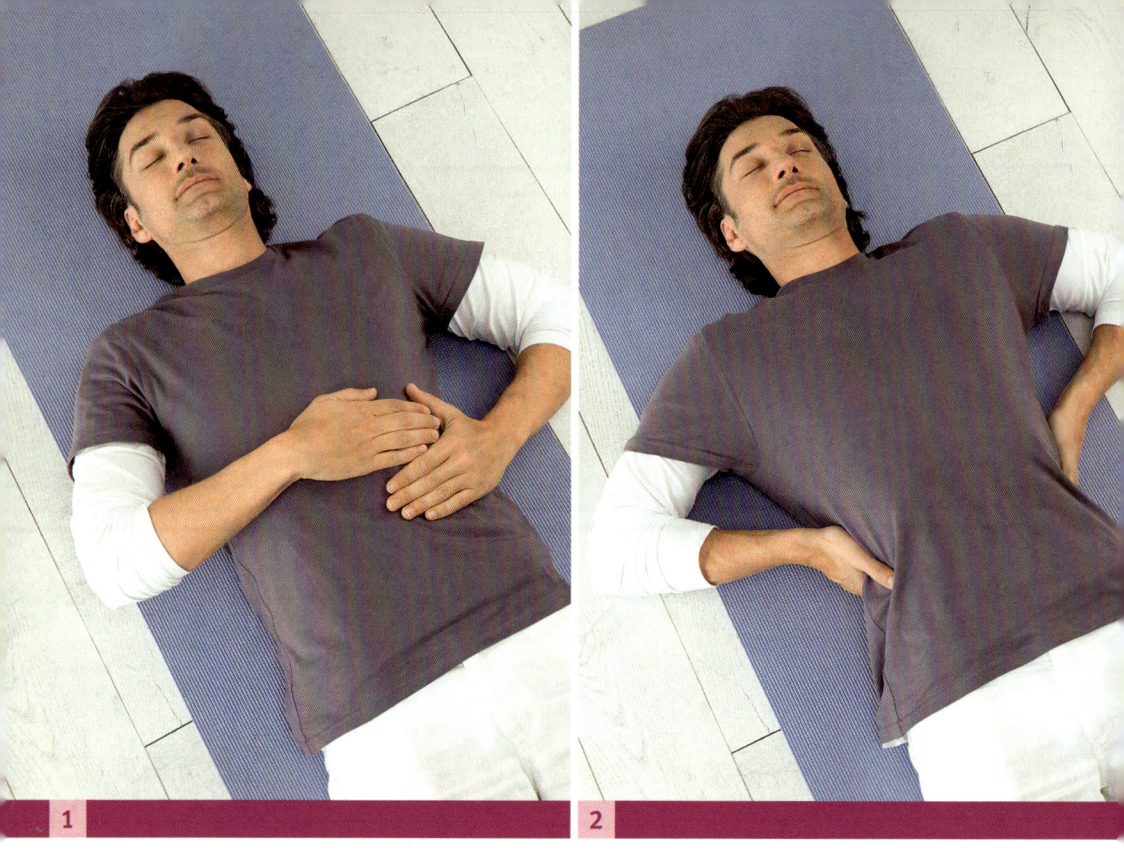

1

2

3. Atemübung: Energie für den Magen

› Sie liegen auf dem Rücken, die Beine sind angewinkelt. Legen Sie Ihre linke Hand unter den linken Rippenbogen, der Daumen sollte dabei noch Kontakt mit den knöchernen Rippen haben. Ihre Finger kommen in der Magengrube, kurz unterhalb des linken Rippenbogens, zu liegen. Die rechte Hand legen Sie oberhalb der linken ab. Der rechte kleine Finger befindet sich direkt neben dem linken Zeigefinger.

1 › Konzentrieren Sie sich mit geschlossenen Augen auf Ihre ruhige, langsame und tiefe Atmung. Versuchen Sie, in Richtung Ihrer Hände zu atmen. Sie bewirken dadurch eine Energiekonzentration in Ihrem Magen.

› Atmen Sie ohne Pause etwa 7-mal bewusst ein und aus.

› Zum Abschluss bringen Sie Ihre Hände in sanfte Vibrationen, die sich fühlbar auf das darunterliegende Gewebe übertragen.

4. Atemübung: Energie für die Nieren

> Sie liegen auf dem Rücken, die Beine sind angewinkelt. Legen Sie die Hände unter den Rücken; die Handflächen liegen im Flankenbereich am Ende des knöchernen Rippenbogens.

2 > Konzentrieren Sie sich mit geschlossenen Augen auf Ihre ruhige, langsame und tiefe Atmung. Versuchen Sie, in Richtung Ihrer Hände zu atmen. Sie bewirken damit eine Energiekonzentration in Ihren Nieren.

> Atmen Sie ohne Pause etwa 7-mal bewusst ein und aus.

> Zum Abschluss bringen Sie Ihre Hände in sanfte Vibrationen, die sich fühlbar auf das darunterliegende Gewebe übertragen.

5. Atemübung: Energie für den Darm

> Sie liegen auf dem Rücken, die Beine sind angewinkelt. Legen Sie beide Hände um den Bauchnabel herum. Zeigefinger und Daumen bilden dabei ein nach unten weisendes Dreieck. Ihre Hände sollten unterhalb des knöchernen Rippenbogens liegen.

3 > Konzentrieren Sie sich mit geschlossenen Augen auf Ihre ruhige, langsame und tiefe Atmung. Versuchen Sie, in Richtung Ihrer Hände zu atmen. Auf diese Wiese bewirken Sie eine Energiekonzentration in Ihrem Darm.

> Atmen Sie ohne Pause etwa 7-mal ganz bewusst ein und aus.

> Zum Abschluss bringen Sie Ihre Hände in sanfte Vibrationen, die sich fühlbar auf das darunterliegende Gewebe übertragen. Sie beeinflussen damit sowohl den Dünndarm als auch den Dickdarm.

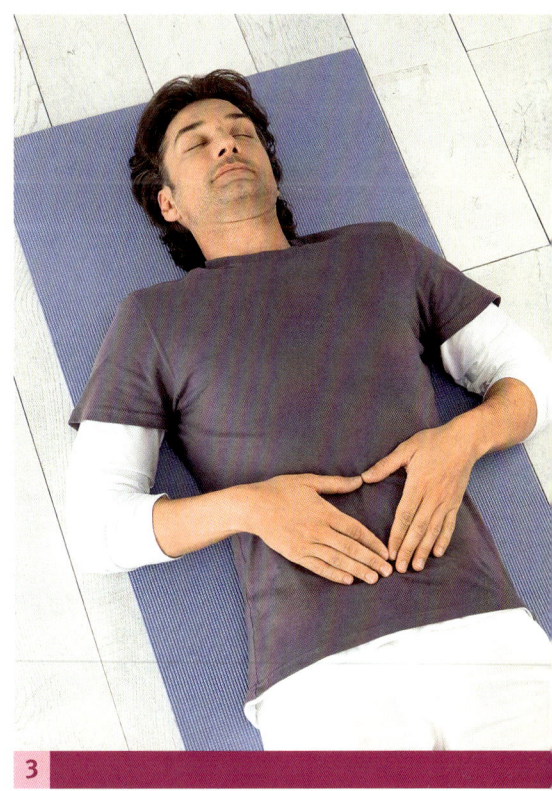

3

98

WICHTIG

Die Hinterhauptübung sollte nicht ohne Rat Ihres Therapeuten angewandt werden bei Kopfverletzungen, stark erhöhtem Blutdruck, erhöhtem Hirndruck sowie in der Schwangerschaft ab dem 6. Monat.

Übungen für das craniosacrale System

Eine besonders wirkungsvolle Technik stellt die unter Osteopathen CV4 genannte Technik dar. Sie harmonisiert den craniosacralen Rhythmus und beeinflusst die Gewebebeweglichkeit und die Flüssigkeitsbewegungen positiv. Diese Effekte werden hervorgerufen durch eine Kompression des vierten Ventrikels, einer Flüssigkeitskammer und einem der Produktionsorte der Gehirn- und Rückenmarksflüssigkeit.

Die Hinterhauptübung

Eine gute Variante der CV4-Technik für das Selbstübungsprogramm ist die Hinterhaupt- oder Tennisballübung. Sie wird deshalb auch von vielen Osteopathen als Eigenübung durchgeführt. Neben der allgemeinen gesundheitsfördernden Wirkung geht von dieser Übung ein besonderer Effekt bei Kopfschmerzen, degenerativen Erkrankungen, akuten und chronischen Schmerzen sowie Fieber aus.

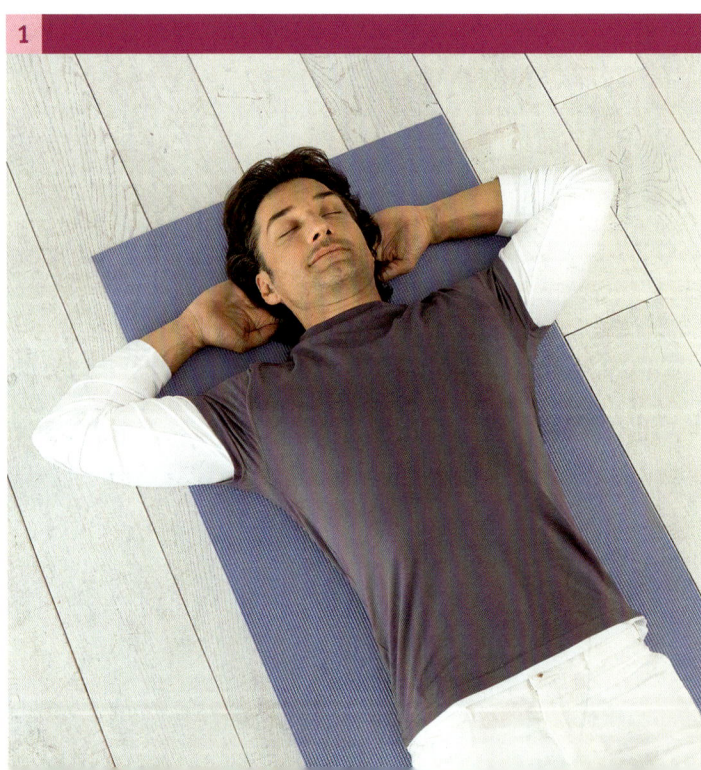

1

› Binden Sie zwei Tennisbälle fest in einen Strumpf ein. Beide Bälle sollten dabei dicht nebeneinander fixiert werden.

1 › Legen Sie sich mit ausgestreckten Beinen auf den Rücken. Legen Sie die Tennisbälle unter Ihren Hinterkopf. Die exakte Position am Hinterkopf finden Sie dabei folgendermaßen: Streichen Sie mit Ihrer Hand den Nacken hinauf, bis Sie den leicht fühlbaren Bereich des knöchernen Hinterkopfes (Hinterhauptbein) erreichen. Genau hier sollten Sie rechts und links von der Mittellinie die beiden Tennisbälle platzieren.

› Alternativ können Sie sich auch auf die Handflächen Ihrer in den Fingern verschränkten Hände legen.

WICHTIG
Es gibt noch mehr Selbstbehandlungsübungen am Kopf. Diese sollten Sie sich aber sicherheitshalber erst von Ihrem Osteopathen demonstrieren lassen, da die unfachmännische Anwendung einige unerwünschte Nebenwirkungen hervorrufen könnte.

Partnerübungen

Partnerübungen haben in jeder Beziehung einen besonderen gesundheitsfördernden Effekt. Die folgenden sprechen den Körper über das craniosacrale und das lymphatische System positiv an. Sie harmonisieren, balancieren und schaffen neue Gleichgewichte. Sie können beruhigen, Stress abbauen, das Immunsystem stärken und bei allen akuten und chronischen Schmerzzuständen eingesetzt werden.

Die Partnermassage

Zunächst soll eine durch und durch osteopathische Technik angesprochen werden: die Partnermassage. Berührung ist eines der Grundbedürfnisse des Menschen, welches in den meisten Fällen aber leider nur unzureichend abgedeckt wird. Dabei ist das Geben der Massage ebenso bereichernd wie das Massiertwerden – wird mit ihr doch das feinste Tastorgan des Menschen angesprochen und verfeinert: die Hand.

Nutzen Sie die Chance, den Körper Ihres Partners so intensiv wie nie kennenzulernen. Versuchen Sie dabei, alle Körperpartien Ihres Partners mit einzubeziehen – insbesondere Hände und Füße. Experimentieren Sie auch mit ätherischen Ölen, die Sie vorher ein wenig anwärmen. Dadurch entspannen sich Gewebe und Sinne gleichermaßen (siehe auch Tipp Seite 101).

Die Beckenwiege

BERUHIGENDE WIRKUNG

Der Begriff »Wiege« ist mit Bedacht gewählt. Schließlich werden nicht nur Babys durch sanftes Schaukeln ganz intuitiv beruhigt.

Durch das Ausklingenlassen der Beckenwiege-Übung erreichen Sie eine tiefe Entspannung des Nervensystems.

> › Legen Sie sich mit leicht angewinkelten Beinen auf die rechte Seite. Ihr Partner sitzt hinter Ihnen, seine linke Hand liegt auf Ihrem Becken, die rechte Hand im Schulter-Nacken-Bereich.

> › Nun leitet Ihr Partner vorsichtig sanfte Schaukelbewegungen nach vorn und hinten ein, indem er abwechselnd Becken- und Schulter-Nacken-Bereich vorsichtig nach unten drückt. Lassen Sie sich dabei fallen und bleiben Sie völlig passiv.

> › Nach zirka 1 Minute lässt Ihr Partner das gemächliche Schaukeln langsam ausklingen.

1 > › Dann legt er seine rechte Hand auf das Kreuzbein und seine linke Hand auf das Hinterhauptbein. Dadurch wird eine tiefe Entspannung des Nervensystems erreicht.

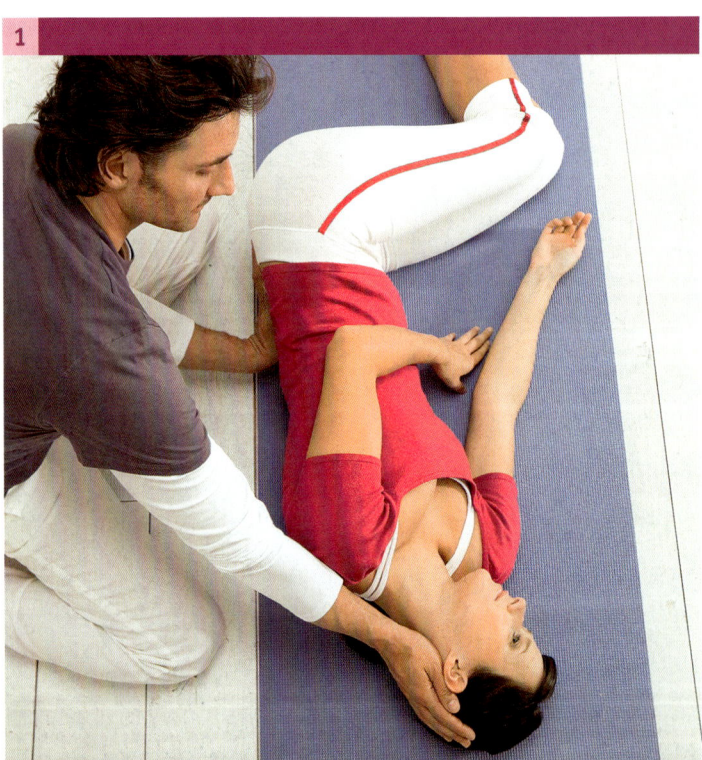

Die Fußwiege

Mit dieser Wiegeübung aktivieren Sie den Lymphstrom von den Füßen in Richtung Kopf.

> › Legen Sie sich ausgestreckt auf den Boden. Ihr Partner sitzt an Ihrem Fußende, umgreift beide Füße an den Fußsohlen und bringt Ihre Füße in Richtung Ihrer Nasenspitze.

2 › Nun beginnt er, Ihre Füße im gleichmäßigen Rhythmus erst in Richtung Kopf und dann wieder von diesem weg zu führen. Sie sollten die dadurch entstehenden Vibrationen am ganzen Körper spüren – einschließlich des Kopfes. Es ist wichtig, diese Bewegungen ganz vorsichtig und sanft auszuführen. Das Körpersystem soll lediglich in kleine Schwingungen geraten – wie bei einer gefüllten Wanne, in der das Wasser langsam von einer Seite zur anderen schwingt, ohne überzuschwappen. Dabei wird auch der Körper Ihres Partners in diese harmonischen Schwingungen versetzt.

GU-ERFOLGSTIPP
DUFTENDES MASSAGEÖL

Noch entspannender wirkt die Partnermassage mit einem wohlriechenden Öl. Mischen Sie dafür fünf Tropfen eines beruhigenden ätherischen Öls, z. B. Muskatellersalbei, Lavendel oder Rose, mit einem Esslöffel Jojoba- oder Mandelöl. Wärmen Sie die Ölmischung vor der Anwendung etwas in der Hand an.

2

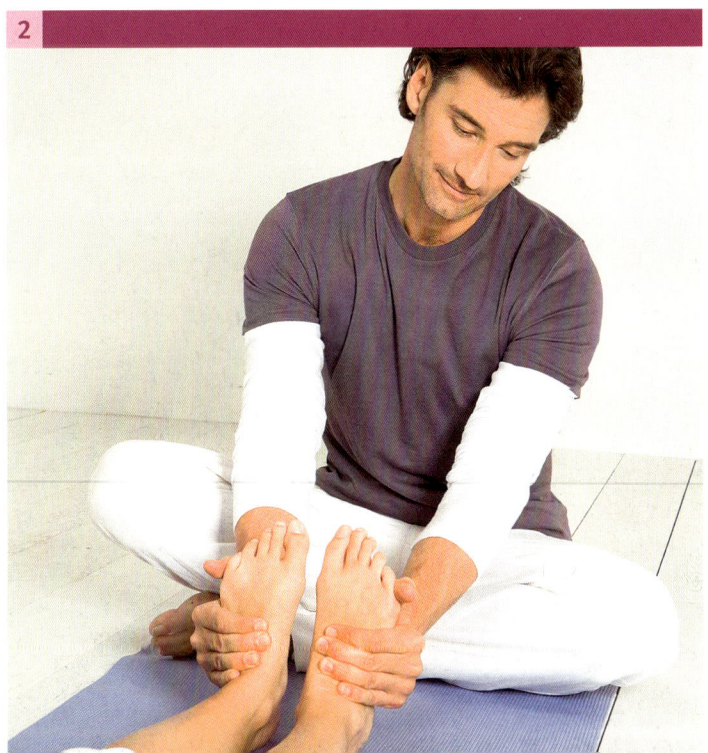

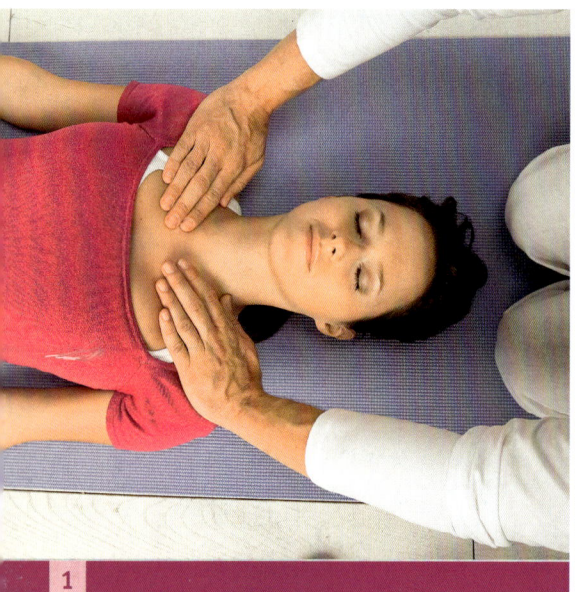

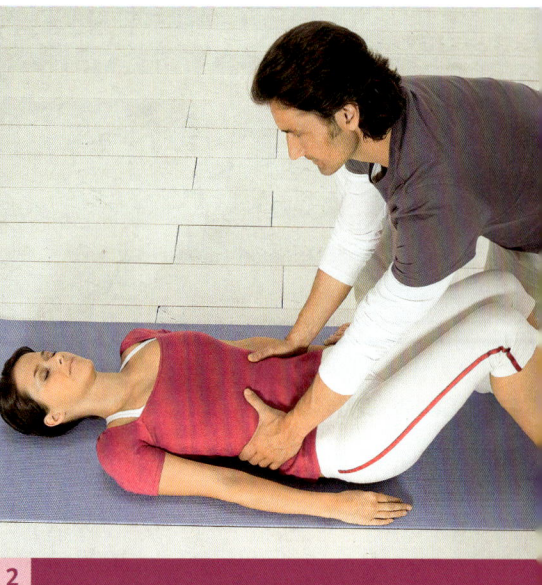

1

2

Die Schulterwiege

Mit der Schulterwiege-Übung aktivieren Sie den Lymphfluss besonders im oberen Brustkorbeingangsbereich.

> › Legen Sie sich ganz entspannt auf den Rücken. Ihr Partner sitzt oberhalb Ihres Kopfes.

1 › Er legt seine flachen Hände auf beide Schulterpartien und führt sanfte Schwingungen in der Körperlängsachse aus – wie bei der »Fußwiege« beschrieben (siehe Seite 101).

Die Rippenbogenwiege

Mit der Rippenbogen-Übung aktivieren Sie den Lymphfluss besonders im Bereich des Zwerchfells.

> › Sie liegen auf dem Rücken, Ihr Partner kniet in Höhe des Oberschenkels links neben Ihnen und blickt zu Ihrem Gesicht.

2 › Er legt seine linke Hand über Ihren rechten Rippenbogen und seine rechte Hand über Ihren linken Rippenbogen, jeweils in Verlängerung der rechten und linken Achselfalte. Die Daumen zeigen dabei in Richtung Ihres Gesichts.

› Wiederum führt er – wie bei der »Fußwiege« – sanfte Schwingungen in der Körperlängsachse aus (siehe Seite 101).

TIPP

Bleiben Sie nach der Massage noch eine gute Viertelstunde entspannt liegen und spüren Sie den positiven Schwingungen in Ihrem Körper nach.

Lymphatische Übungen

Im Körper gibt es mehrere quer verlaufende Bindegewebsplatten, sogenannte Diaphragmen, denen neben der Stabilität noch viele weitere wichtige Funktionen zukommen. Bei Störungen, etwa bei einer erhöhten Spannung, kann unter anderem der für uns wichtige Flüssigkeitstransport im Bereich der Durchtrittsstellen von Gefäßen behindert werden. Zu den quer liegenden Diaphragmen gehören der Beckenboden und das Zwerchfell. Dagegen ist der Brustkorbeingangsbereich mit seinen Knochen, Muskelschichten, bindegewebigen Membranen und Organen anatomisch wesentlich komplexer aufgebaut.

Die folgenden Übungen sind gut geeignet, um den Lymphfluss im Körper anzuregen. Sie können sie leicht im Bett ausführen.

STABIL, ABER ELASTISCH
Der Beckenboden (1) ist eine Platte aus Muskel- und Bindegewebe, die quer im Körper eingespannt ist. Eine Fehlspannung beeinträchtigt durchtretende Gefäß- und Nervenstränge in ihren Funktionen.

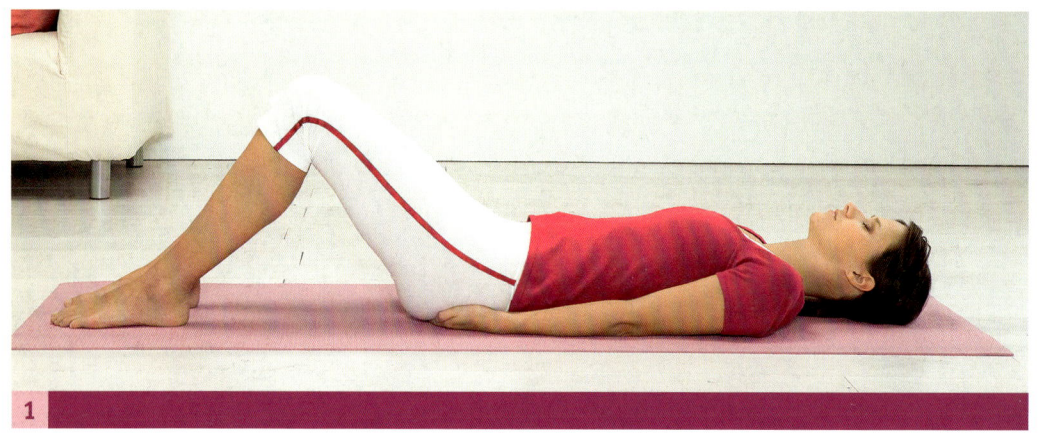

1

Der Beckenboden

Diese Übung fördert die Lymphdrainage. Sie entspannt und kräftigt den Beckenboden gleichermaßen.

1 › Sie liegen auf dem Rücken. Beide Beine sind angewinkelt und stehen etwa zwei Handbreit gespreizt. Mit den Händen spüren Sie rechts und links vom Anus einen knöchernen Vorsprung, den Sitzbeinhöcker. Tasten Sie mit den Fingerspitzen so weit wie möglich zwischen Sitzbeinhöcker und Anus in die Tiefe.

› Beim Ausatmen hebt sich das Zwerchfell, wodurch die Luft aus den Lungen gepresst wird. Gleichzeitig wird der Beckenboden nach oben gezogen. Versuchen Sie, beim Ausatmen noch etwas weiter in die Tiefe zu drücken.

› Beim Einatmen, wenn sich der Beckenboden nach unten auf Ihre Hand zu bewegt, halten Sie dagegen.

› Führen Sie die Übung 1- bis 2-mal zirka 30 Sekunden durch.

› Anschließend spannen Sie Ihren Beckenboden gegen Ihre Fingerspitzen mehrmals einige Sekunden an. Pressen Sie dabei zunächst wie zum Stuhlgang 3-mal je 5 Sekunden nach unten, dann ziehen Sie Ihren Beckenboden ebenfalls 1- bis 2-mal für 5 Sekunden nach oben.

› Zum Abschluss dynamisieren Sie die Übung mit einer Atemtechnik. Atmen Sie zirka 3-mal tief und ruhig in Richtung
Beckenboden: Beim Einatmen drücken Sie den Beckenboden
von Ihrer Lunge weg, beim Ausatmen ziehen Sie ihn Richtung
Lunge nach oben .

Kleines Becken

Diese Übung fördert die Lymphdrainage von
Blase, Prostata beziehungsweise Gebärmutter,
Enddarm und Darmwurzel.

2 › Sie liegen auf dem Rücken. Beide Beine
sind angewinkelt und etwa zwei Handbreit
gespreizt. Tasten Sie mit Ihren Fingerspitzen nach Ihrem Schambein im Bereich der
Schambeinfuge, und lassen Sie Ihre Finger
etwas oberhalb davon im Blasenbereich
rechts und links der Schambeinfuge in das
Weichteilgewebe einsinken.

› Üben Sie einen zusätzlichen Gewebebezug
Richtung Kopf nach oben und seitwärts
aus (zirka 45 Grad von einer gedachten
Mittellinie weg). Nehmen Sie dabei gerade
so tief Kontakt mit dem Gewebe auf, wie
es Ihnen ohne Schmerzen möglich ist.

› Führen Sie die Übung 1- bis 2-mal für ungefähr 30 Sekunden durch.

› Zum Abschluss dynamisieren Sie die
Übung mit einer Atemtechnik. Atmen Sie
dazu zirka 3-mal ganz bewusst tief und
ruhig in Richtung Blase: Beim Einatmen
drücken Sie das Gebiet um die Blase von
der Lunge weg. Beim Ausatmen ziehen
Sie das Gebiet um die Blase nach oben in
Richtung Lunge.

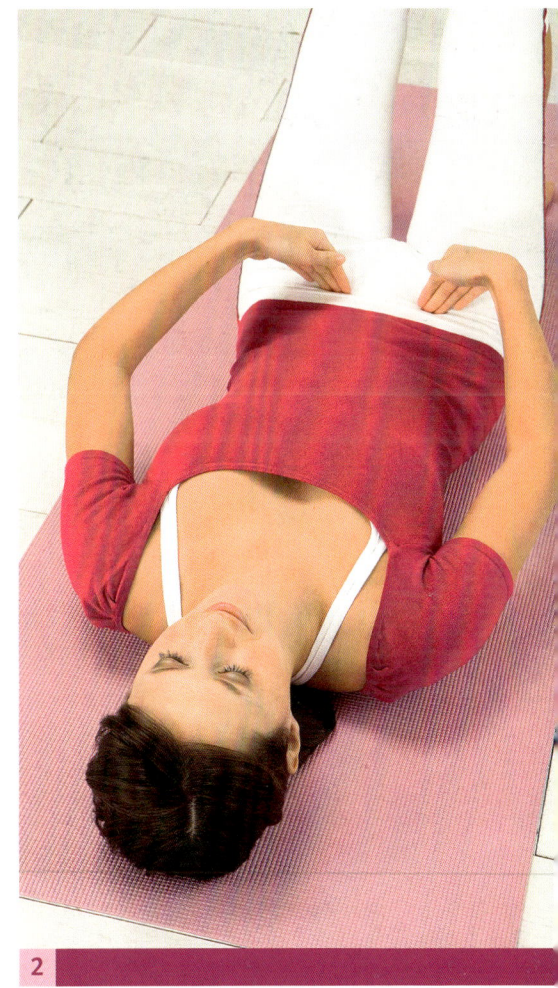

2

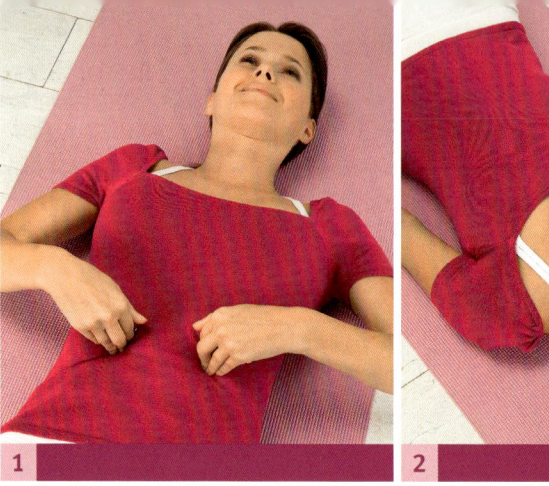

Das Zwerchfell

Die Zwerchfellkuppel bildet zwischen Brust- und Bauchraum eine quer liegende Muskel- und Bindegewebsplatte; durch sie müssen alle Gefäße und Nerven hindurchtreten. Eine Entspannung der Kuppel und eine Drainage der Gefäße ist daher in diesem Bereich besonders wichtig, um eine ungestörte Gefäß- und Nervenpassage zu gewährleisten.

TIPP

Sie können die Zwerchfellübung mit leicht nach vorn gebeugtem Oberkörper im Sitzen durchführen oder – wie auf dieser Seite angeleitet – im Liegen.

› Legen Sie sich mit angewinkelten Beinen auf den Rücken. Legen Sie die Hände etwas weniger als zwei Handbreit auseinander so auf den Bauch, dass sich die Fingerspitzen über dem Bauchnabel befinden.

1 › Drücken Sie mit den Fingerspitzen in die Magengrube. Bewegen Sie dabei die Fingerspitzen der rechten Hand nach rechts, die der linken nach links, bis Sie an den knöchernen Rand des Rippenbogens treffen.

› Gehen Sie dann mit Ihren Fingerspitzen in die Tiefe unter den Rippenbogen und bewegen Sie das Zwerchfellgewebe Richtung Kopf: Beim Einatmen drücken Sie gegen das sich senkende Zwerchfell, beim Ausatmen versuchen Sie, mit den Fingern so weit wie möglich einzusinken.

› Führen Sie die Übung 1- bis 2-mal für zirka 30 Sekunden durch.

› Zum Abschluss dynamisieren Sie die Übung mit einer Atemtechnik. Atmen Sie dazu zirka 3-mal tief und ruhig in den Bauch.

Die Lymphstrommündung

In der Lymphstrommündung, den sogenannten Venenwinkeln, entleeren sich die Lymphbahnen von Kopf, Armen, Bauchraum und Beinen in die Venenwinkel und führen die Lymphe zurück in den Blutstrom. Der linke Venenwinkel nimmt die gesamte Lymphe von Bauch und Beinen auf. Er liegt oberhalb des linken Schlüsselbeins.

Mit dieser Übung erreichen Sie eine Entspannung der muskulären und bindegewebigen Strukturen, die den Lymphstrom im Bereich des Venenwinkels beeinträchtigen. Die Lymphstrommündungsübung sollten Sie im Liegen durchführen.

2 › Legen Sie Ihren rechten Mittelfinger über den rechten Zeigefinger. Dann legen Sie Ihren Zeigefinger flach mit seiner ganzen Länge in die Grube oberhalb des linken Schlüsselbeins.

› Nun drücken Sie an dieser Stelle behutsam Ihren flachen Finger leicht fußwärts in die Tiefe.

› Auf der rechten Seite gehen Sie entsprechend vor.

› Die Übung je Seite 1-mal für zirka 30 Sekunden durchführen.

› Zum Abschluss dynamisieren Sie die Übung mit einer Atemtechnik. Atmen Sie dazu zirka 3-mal tief und ruhig in die linke beziehungsweise rechte Lungenspitze.

TIPP

Diese Übung macht vor allem auf der linken Seite Sinn, da nur hier die Lymphe von Beinen und Bauchraum eingeleitet wird. Rechts dagegen wirkt sie »nur« lokal auf den Arm- und Brustraum.

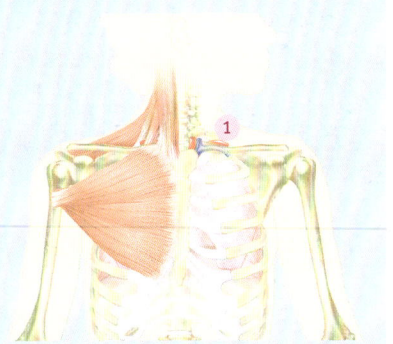

REIBUNGSLOSER LYMPHFLUSS

Im Venenwinkel (1) wird der Lymphstrom in das venöse Gefäßsystem überführt. Die Lymphstrommündung gehört zu den Diaphragmen (Scheidewänden) des Eingangsbereichs des oberen Brustkorbs.

Energetische Übungen

Die folgenden energetischen Übungen beziehen sich auf das Energieorgan Nummer 1: den Dünndarm.

Die Bedeutung des Dünndarms liegt in der Aufnahme und Verwertung der Nahrung. Die Nährstoffe bestimmen dabei die Qualität Ihres »Benzins« (minderwertige Nahrung bedeutet verminderte Leistung) und die Funktionstüchtigkeit Ihres »Motors« (verminderte Dünndarmbewegung und Gleitfähigkeit bedeutet verminderte Funktionsfähigkeit). In vielen Fällen lassen sich eine eingeschränkte Leistungsfähigkeit und Müdigkeit daher auf Störungen im Dünndarm zurückführen.

FINGER WEG VON ABFÜHRMITTELN

Abführmittel oder Durchfallpräparate lösen Darmprobleme nur augenscheinlich. Denn anstatt die Ursache zu beheben, behandeln sie nur kurzfristig die Symptome – ein Teufelskreis beginnt, der sich nur schwer wieder durchbrechen lässt.

Dynamisierung des Dünndarms

Die Übung trainiert gleichermaßen Wirbelsäulen- und Bauchmuskulatur. Sie stimuliert außerdem den dazwischenliegenden Dünndarm und dehnt die vordere Bauchwandfaszie.

> › Stellen Sie sich hinter einen Stuhl und stützen Sie sich mit beiden Händen an der Lehne ab.

1 › Beugen Sie sich abwechselnd nach vorn und nach hinten. Ein Winkel von 20 bis 30 Grad reicht aus.

> › Führen Sie diese Bewegungen mindestens 30-mal in jede Richtung durch.

GU-ERFOLGSTIPP   FITNESS FÜR DEN DARM

Sanfter Ausdauersport stimuliert den Darm und verhilft zu einer verbesserten Funktion bei der Nahrungsaufnahme und -verwertung. Bewegungsarmut und langes Sitzen dagegen sind die Feinde unserer Verdauung. 2- bis 3-mal pro Woche 20 Minuten Walken oder langsam Joggen sind schon genug. Sie haben auch dazu keine Zeit? Dann lassen Sie im Alltag Lift und Rolltreppe links liegen und steigen Sie Treppe. Planen Sie in der Mittagspause einen kurzen, aber zügigen Spaziergang ein und laufen Sie regelmäßig eine Bus- oder U-Bahnstation zu Fuß.

Dünndarmwand-Tuning

> Setzen Sie sich aufrecht auf einen Stuhl. Stützen Sie sich während der Übung nicht an der Lehne ab.

2 > Heben Sie das rechte Bein an, und umfassen Sie mit beiden Händen den Unterschenkel in der Mitte. Versuchen Sie, etwa 10 Sekunden gegen den Widerstand Ihrer Hände das Kniegelenk zu strecken. Durch die Aktivierung der Kniestrecker und Bauchmuskulatur werden die Dünndarmfunktionen aktiviert.

> Achten Sie auf Ihre Atmung: Halten Sie nicht die Luft an, sondern atmen Sie ruhig und gleichmäßig weiter.

> Wechseln Sie dann die Seite.

> Wiederholen Sie das Ganze etwa 10-mal.

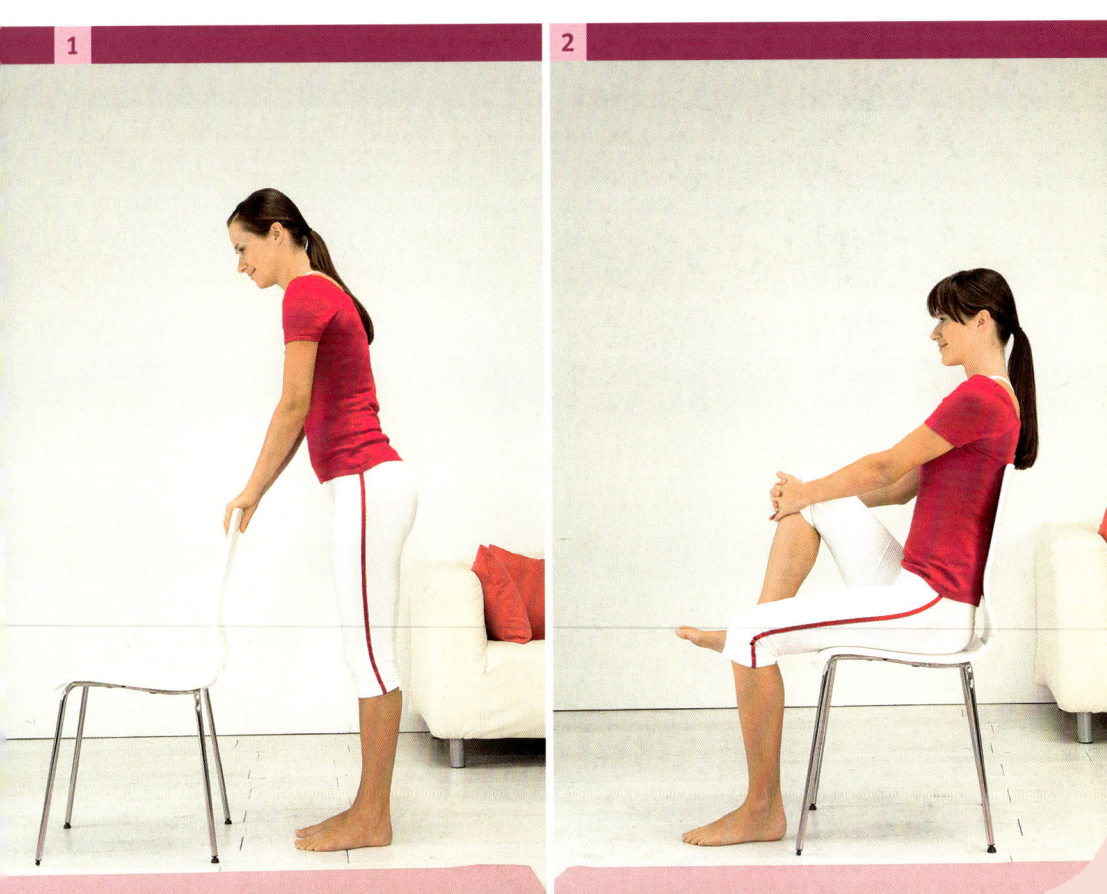

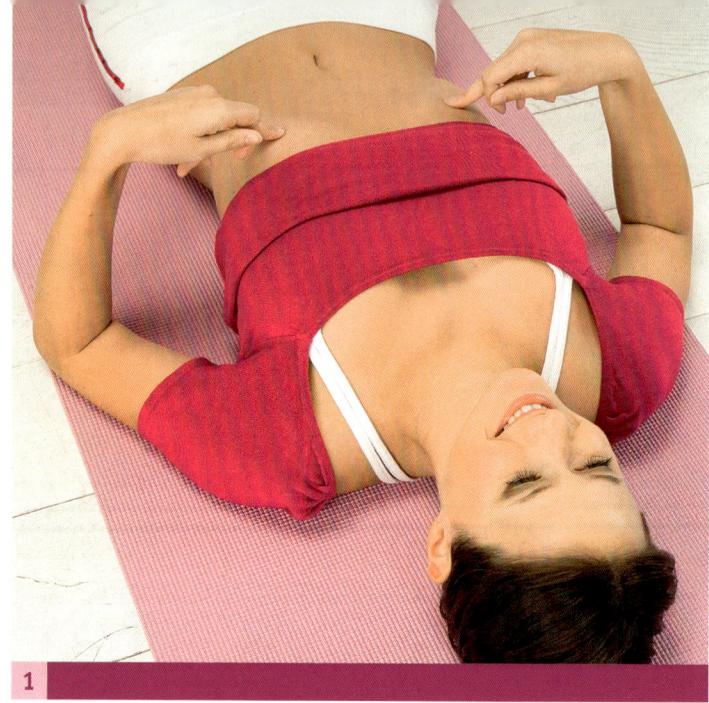

1

Die Dünndarm-Reflexpunkte

Bei Dünndarmstörungen hilft es, die entsprechenden Chapman-Punkte (siehe Seite 55) anzusprechen. So finden Sie die Punkte:

TIPP

Führen Sie die Behandlung der Dünndarm-Reflexpunkte täglich durch – so lang, bis die Schmerzempfind- lichkeit deutlich nachlässt.

1 › Ausgehend von der Achselfalte fahren Sie mit den Mittelfingern nach unten bis ans Ende des knöchernen Brustraums. Gehen Sie etwa einen Fingerbreit weit nach oben und Sie gelangen in den Zwischenrippenraum (den Raum zwischen zwei benach- barten Rippen). Dort liegen die Reflexpunkte. Prüfen Sie die Umgebung auf schmerzhafte Punkte.

› Gehen Sie dann jeweils zirka zwei Fingerbreit weiter nach oben und innen Richtung Körperlängsachse. Hier liegen zwei weitere Punkte im Zwischenrippenraum.

› Am einfachsten und sehr praktisch bei der Suche nach Schmerz- punkten zwischen zwei Rippen: Tasten Sie den unteren Brust- korb von der vorderen Achsellinie in Richtung Bauchnabel.

› Wenn Sie einen schmerzhaften Punkt entdeckt haben, drücken Sie diesen mit einem Finger jeweils rund 30 Sekunden mit deut- lichem Druck zuerst im Uhrzeigersinn, dann entgegen diesem.

Übung für den Schulter-Nacken-Gürtel

Beschwerden im Schulter- und Nackenbereich kommen sehr häufig vor. Dagegen hilft eine Übung, die gleichzeitig kräftigt, mobilisiert, energetisiert und den Blutfluss anregt.

Dr.-Fulford-Übung

Diese Übung entspricht in leichter Abwandlung einer Übung von Dr. Bob Fulford, einem berühmten amerikanischen Osteopathen, der schon vor einigen Jahrzehnten ein Selbstübungsprogramm für seine Patienten entwickelt hat.

2 › Stellen Sie sich mit schulterbreit gespreizten Beinen hin. Führen Sie die Arme seitwärts in die Horizontale, die Handflächen zeigen nach oben.

  › Bleiben Sie in dieser Haltung einige Minuten stehen – die Zeitdauer können Sie zunehmend verlängern.

3 › Führen Sie dann die Arme langsam über den Kopf; die Handflächen zeigen nun zueinander. Atmen Sie gleichmäßig weiter und strecken Sie die Arme noch ein bisschen weiter zur Decke. Achten Sie darauf, dass Sie den Kopf nicht in den Nacken legen.

  › Bleiben Sie wieder ein paar Minuten so stehen.

TIPP

Ziehen Sie beim Üben das Kinn ganz leicht in Richtung Brustbein. So verhindern Sie, dass der Kopf unbemerkt nach hinten sinkt. Achten Sie unbedingt darauf, dass Sie die Nackenmuskulatur nicht anspannen und die Schulter nicht hochziehen, sondern schön locker lassen.

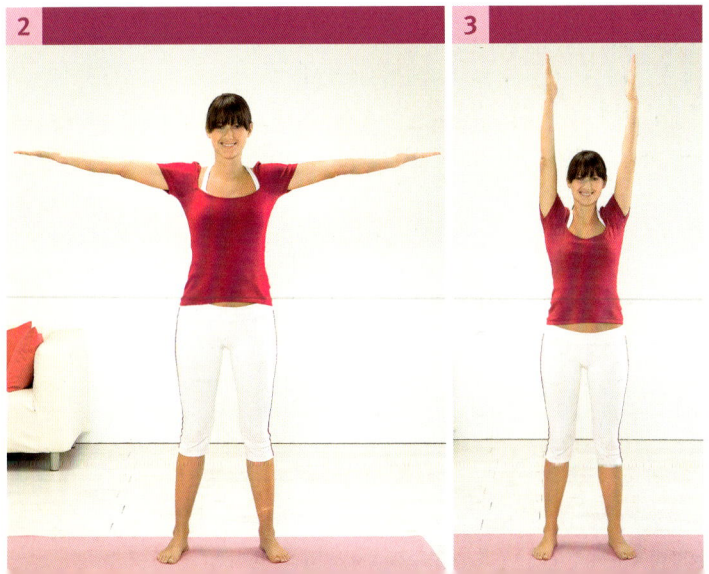

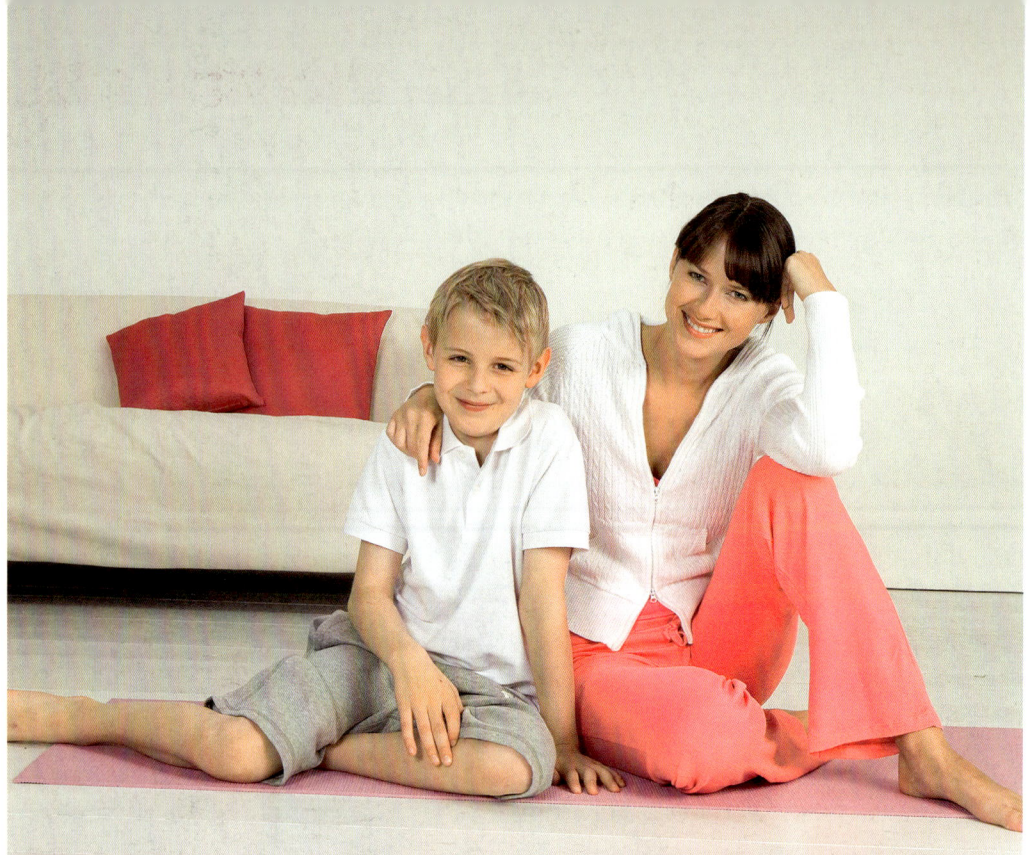

Übungen für Kinder

Die osteopathische Behandlung von Kindern bedarf unbedingt eines erfahrenen Therapeuten (siehe auch Seite 68 f.). Zur Stärkung der körpereigenen Regulationskräfte, eines guten Körpergefühls und der seelischen Harmonie bieten sich jedoch einige Übungen an, die die Kinder auch zu Hause ausführen können. Am besten unterstützen Sie sie dabei anfangs, denn ihre volle Wirkung entfalten die Übungen nur, wenn sie richtig ausgeführt werden. Und dazu ist mitunter etwas Hilfestellung nötig.

Körper, Geist und Seele im Einklang

Die Übungen in diesem Kapitel lassen sich mit etwas Geduld und Erfahrung gut in den kindlichen Alltag integrieren.

Die Meridianübungen

Als Meridiane (Funktionskreisläufe) werden in der Traditionellen Chinesischen Medizin Bahnen im Körper bezeichnet, in denen die Lebensenergie fließt. Die drei Meridianübungen auf der nächsten Doppelseite sind in Anlehnung an Shizuto Masunaga ausgewählt, der die heute am meisten verbreitete Form des Zen-Shiatsu begründete. Sie aktivieren mittels Gewebedehnung die betreffenden Meridiane von Leber, Milz und Nieren, die für die Entwicklung eines Kindes besonders wichtig sind:

> Der Funktionskreislauf Leber kontrolliert Muskeln und Sehnen, ist also eine wichtige Voraussetzung für eine ungestörte Bewegungsfunktion, für gute Kraft und Beweglichkeit.

> Der Funktionskreislauf Milz übt neben bestimmten verdauungsfördernden und blutbildenden Eigenschaften die Kontrolle über das Bindegewebe aus.

> Der Funktionskreislauf Niere ist im chinesischen Sinne entscheidend für die Reifung des Kindes; Aktivität, Wille, Antrieb werden geformt, Neugier und Bewegungsenergie entstehen. Störungen in der Entwicklung sind immer mit einer Schwäche des Nieren-Meridians verbunden. Auch die Ausbildung der Knochen und Gelenke benötigt einen intakten Nierenkreislauf.

Öffnungs- und Abgrenzungsübung

Über den Körper lässt sich die kindliche Seele stark beeinflussen. Die exemplarisch gewählten Übungen auf Seite 116 f. stärken das Selbstbewusstsein und wirken sich positiv auf die gesamte Entwicklung Ihres Kindes aus.

Übungen zur Stabilisierung des Rückens

Die Wirbelsäule ist ein wichtiges »Gleichgewichtsorgan« (siehe Seite 74 f.). Die natürliche Balance gerät jedoch leicht aus den Fugen. Mit den Übungen ab Seite 118 kommt sie wieder ins Lot.

AB WANN KÖNNEN KINDER ÜBEN?

Als Behandlungsmethode ist Osteopathie für jedes Alter geeignet. Das eigenständige Üben jedoch verlangt eine entsprechende koordinative Fähigkeit. Die meisten Übungen in diesem Buch richten sich daher an Kinder ab etwa sechs Jahren.

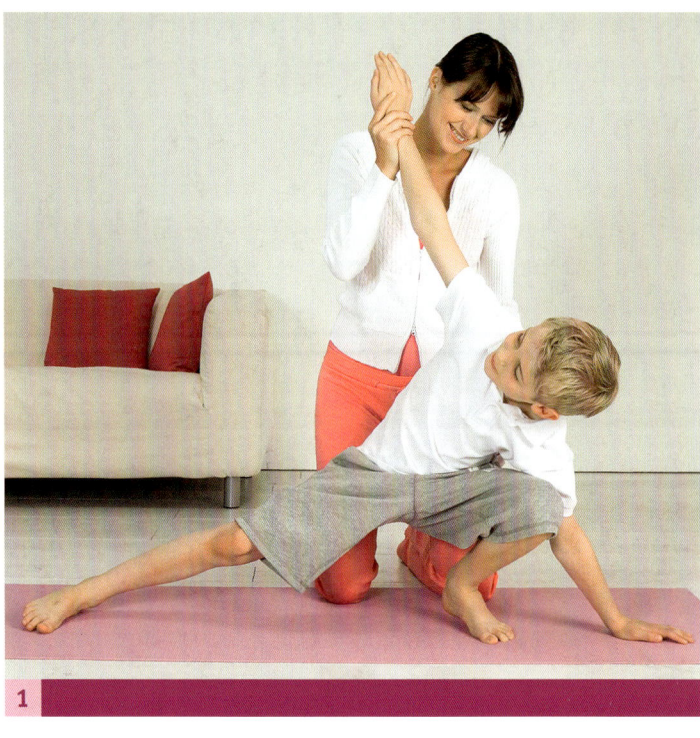

Funktionskreislauf Leber

**HIER IST KÖRPER-
GEFÜHL GEFRAGT**
Die Übung für den Leber-
Meridian beeinflusst die
Muskeln und Sehnen. Sie
stellt eine hohe Anforde-
rung an die Beweglichkeit
und die Koordination.

> Das Kind steht zunächst aufrecht. Die Beine sind etwa in dop-
pelter Schulterbreite gespreizt. Die Arme sind auf Schulterhöhe
horizontal zur Seite gestreckt.

> Dann geht das Kind auf der linken Seite in die Kniebeugung.
Es stützt sich mit dem linken Arm auf dem Boden ab. Die
Zehen und Fingerspitzen zeigen nach außen, das rechte Bein
ist wie zum Spagat weggestreckt.

1 > Der rechte Arm wird gestreckt, die Handfläche zeigt vom Körper
weg nach hinten.

> Zirka 3 Sekunden so verweilen; mit jeder Ausatmung wird die
Dehnbewegung verstärkt.

> Nach 3 Wiederholungen auf der rechten Seite wiederholen.

Funktionskreislauf Niere

Viele Kinder sind in ihrer Beweglichkeit im Becken- und Wirbelsäulenbereich eingeschränkt. Diese Übung hilft, wieder gelenkig zu werden.

> › Die Übung beginnt mit dem Langsitz: Die Beine sind im Sitzen auf dem Boden nach vorn gestreckt, der Oberkörper ist aufrecht.

2 › Nun rollt sich das Kind über den Rücken nach hinten: Die Beine gehen über den Kopf hinweg. Im Idealfall sind sie gestreckt und die Zehen berühren den Boden. Die Hände bleiben flach auf dem Boden liegen, die Handflächen zeigen nach unten.

> › 3 Sekunden so bleiben; mit jeder Ausatmung die Dehnung noch ein wenig verstärken.

> › Insgesamt 3-mal wiederholen.

Funktionskreislauf Milz

> › Das Kind sitzt aufrecht mit gestreckten Beinen auf dem Boden und stützt sich nach hinten mit den Händen ab. Die Finger zeigen nach hinten, sie können gespreizt sein.

> › Beim Einatmen den Bauch langsam anheben.

> › Die Dehnung mit der Ausatmung verstärken.

3 › Nach und nach den ganzen Rumpf und die Beine vom Boden wegdrücken.

> › In dieser Position 3 Sekunden verweilen. Mit jeder Ausatmung die Dehnung noch ein bisschen verstärken.

> › 3-mal wiederholen.

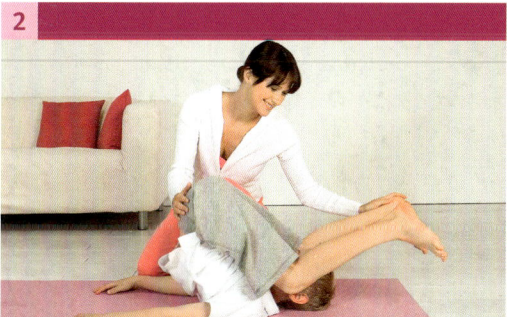

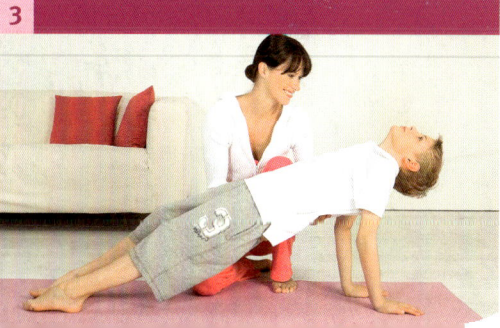

Öffnungsübung

Diese Übung stammt aus der Heileurhythmie der anthroposophischen Medizin (»O«-Übung) und wirkt außer auf die körperliche insbesondere auch auf die emotionale Ebene. Schließlich gehen Bewegung und Emotion immer miteinander einher: Durch diese Übung werden die Öffnung, die Neugier, das Erkunden, das Zusammenführen, die Betonung der Mitte und besonders die Wahrnehmung des erfassbaren Raumes durch die Arme gefördert.

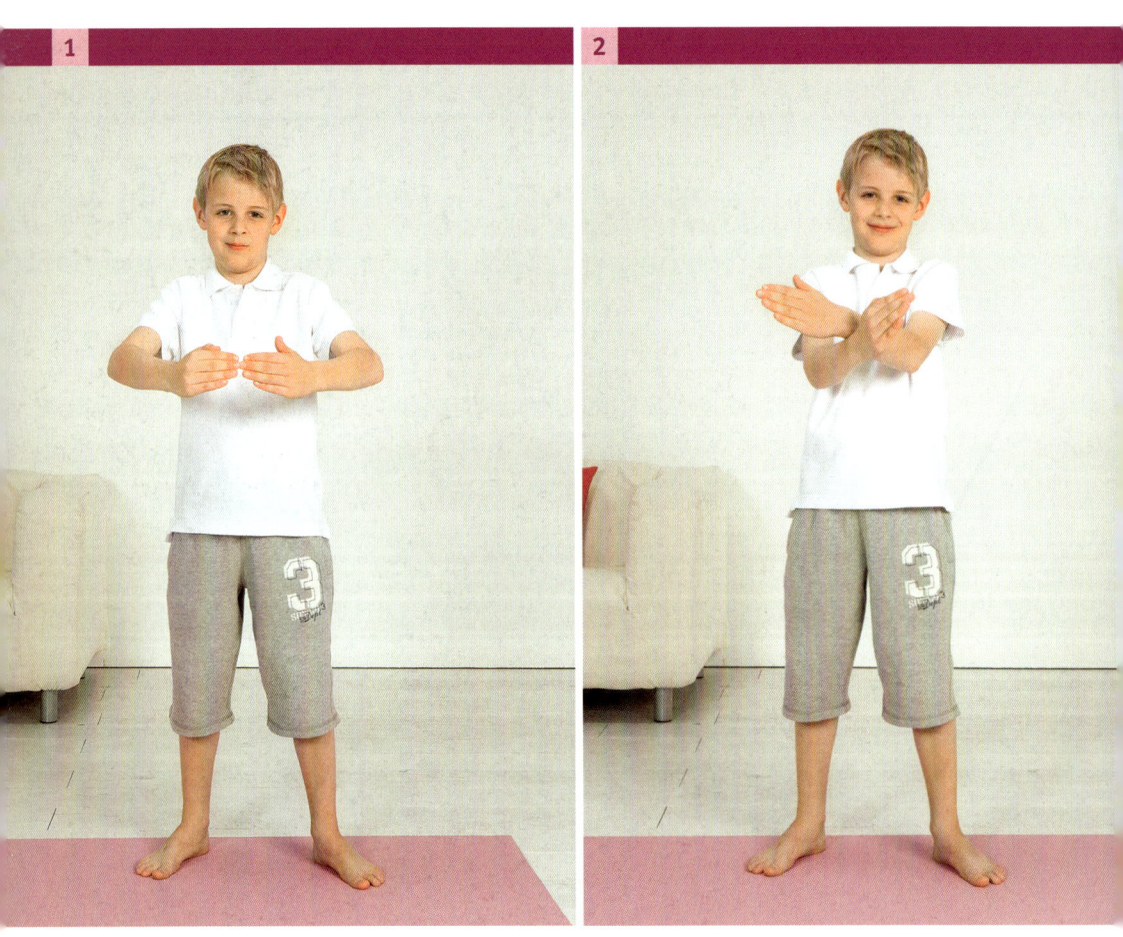

1 ❯ Das Kind steht aufrecht. Es führt beide Arme halbkreisförmig über die Seiten nach vorn und bildet so auf Höhe des Beckens ein »O«. Die Fingerspitzen liegen nahe beieinander, berühren sich aber nicht.

❯ Die Arme nun langsam unter Beibehaltung der Stellung bis etwa auf Kopfhöhe nach oben führen. Dabei jede Zwischenstellung für mehrere Sekunden halten.

❯ Anschließend kehrt das Kind in die Ausgangsstellung zurück.

❯ Die Übung etwa 5-mal wiederholen.

Abgrenzungsübung

Die Abgrenzungsübung ist als Gegengewicht zur Öffnungsübung sehr wichtig; in der Heileurhythmie ist sie die »E«-Übung. Wer gut Ja sagen kann, sich also öffnet, muss auch Nein sagen, sich also verschließen und abgrenzen können. Das gilt natürlich ganz besonders für Kinder; eine gute Abgrenzung ist lebensnotwendig.

❯ Zu Beginn der Übung steht das Kind aufrecht, die Arme hängen an den Seiten locker herab.

2 ❯ Nun führt es die Arme in einer langsamen Bewegung nach vorn und überkreuzt sie vor dem Brustkorb.

❯ Um die Übung zu variieren, kann die Überkreuzung in verschiedenen Körperhöhen durchgeführt werden; auch der Abstand zum Körper kann unterschiedlich sein: Die Arme können zum Beispiel dicht vor dem Brustkorb gekreuzt werden oder weiter entfernt davon. Überkreuzt das Kind gleichzeitig auch die Beine, wird die Übung noch komplexer.

❯ Jede Position für mehrere Sekunden halten und dann wieder in die Ausgangsstellung zurückkehren.

❯ Etwa 5-mal wiederholen.

FÜR DIE KLEINSTEN
Die heileurhythmischen Übungen auf diesen beiden Seiten sind weniger komplex als andere Übungen. Sie eignen sich daher schon für Kinder ab vier Jahren.

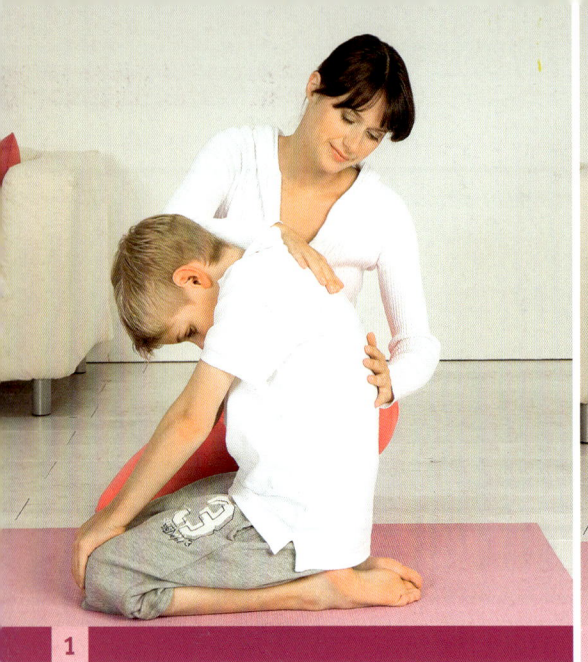
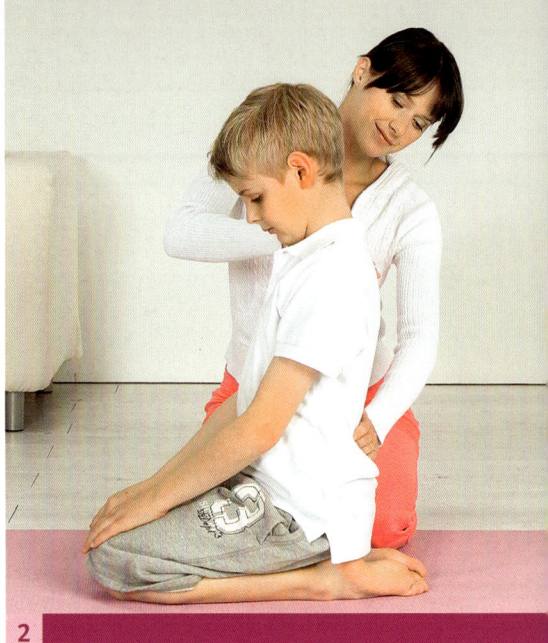

Lendenwirbelsäulen-Übung

Viele Kinder leiden unter einer schlechten Beckenstabilisierung, auch die Wahrnehmung der Beckenstellung ist oftmals reduziert. Diese Übung (nach Dr. Karl Lewit) fördert die Kontrolle des Beckens und der Lendenwirbelsäule, verbessert die Haltung und die Mobilität. Sie ist allerdings in der Ausführung recht anspruchsvoll; es dauert seine Zeit, bis sie richtig gut klappt.

1 › Das Kind nimmt den Fersensitz ein und stützt die Hände mit gestreckten Armen auf die Knie.

› Das Becken nun mit Hilfe der angespannten Gesäßmuskulatur aufrichten. Dazu das Becken nach hinten führen und einen runden Rücken bilden, sodass das Hohlkreuz verschwindet. In die Rundung des Rückens wird auch die Brust- und Halswirbelsäule mit einbezogen. Die Übung benötigt dabei eine sehr gute Bauchspannung.

2 › Im zweiten Teil der Übung lässt das Kind die Spannung im Bereich der Gesäßmuskulatur los. Das Becken kippt nach vorn und es bildet sich ein leichtes Hohlkreuz.

› Den Wechsel von Spannung und Entspannung 5-mal wiederholen.

Einbeinstand

Durch den Einbeinstand wird die aufrichtende Muskulatur aufs Höchste stimuliert. Die Schwierigkeit lässt sich wesentlich steigern, indem das Kind auf einer weichen Unterlage übt.

3 › Das Kind steht auf einem Bein und balanciert ein Buch auf dem Kopf. Der Oberkörper darf dabei nicht abknicken; er wird möglichst gerade und aufrecht gehalten. Die Hüfte des freien Beins sollte sich nicht nach unten senken.

› Die Position möglichst lange halten, ehe auf die andere Seite übergewechselt wird.

› Jede Seite mindestens 3-mal ausbalancieren.

STAND- UND SPIELBEIN

Jeder Mensch verfügt über ein Standbein (besseres Standvermögen) und ein Spielbein (mit dem beispielsweise Fußball gespielt wird). Das bedeutet, dass eine Seite von Natur aus besser ausbalanciert (die Standbeinseite) als die andere. Die Unterschiede sollten allerdings nicht zu stark ausfallen. Schließlich werden beim Gehen und Laufen beide Fähigkeiten benötigt. Je kleiner die Unterschiede sind, umso größer ist die Geschicklichkeit.

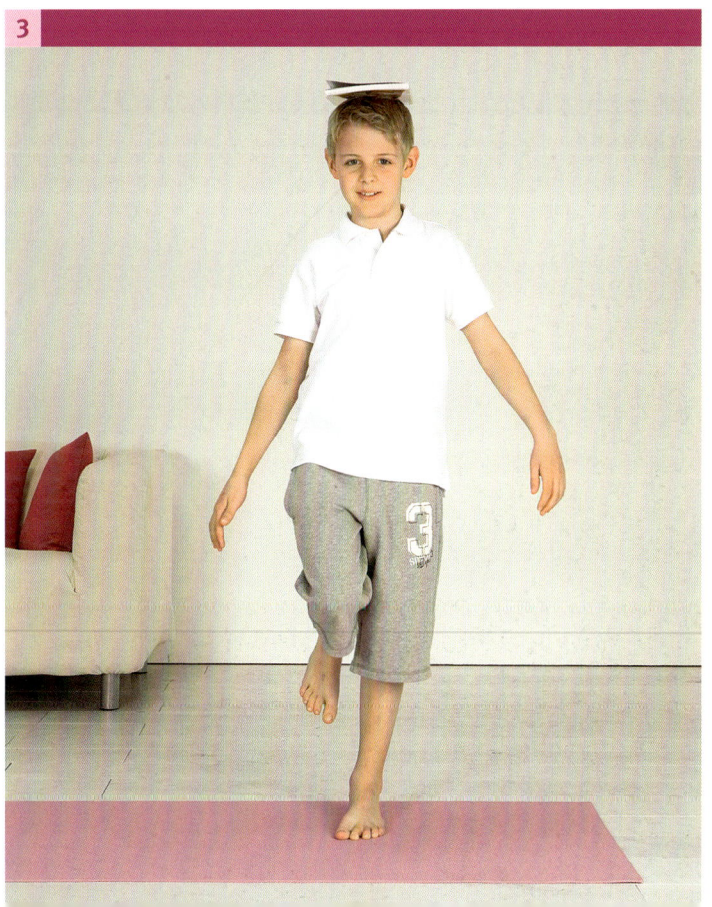

3

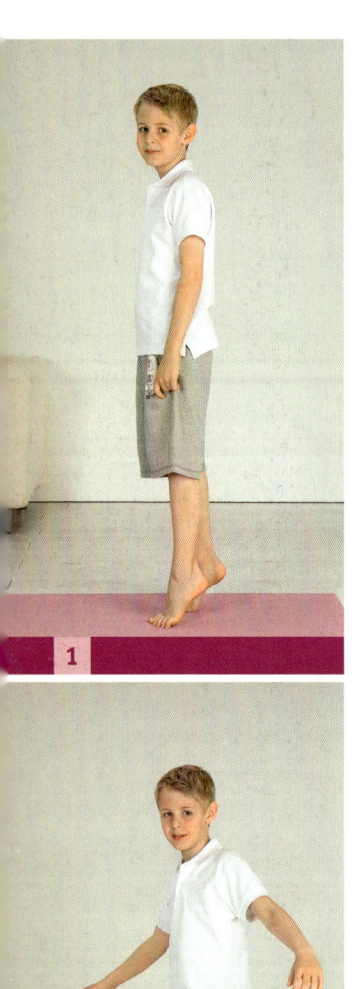

Zehenspitzenstand

Diese Übung verbessert den Gleichgewichtssinn und kräftigt zugleich die Fußmuskulatur. Wie bei der vorangegangenen Übung erhöht eine weiche Unterlage die Schwierigkeit deutlich.

> Das Kind steht möglichst gerade und aufrecht. Die Arme hängen locker an den Seiten herab.

1 > Nun stellt es sich auf die Zehenspitzen und balanciert seinen Körper im Zehenspitzenstand aus. Noch schwerer wird es, wenn das Kind dabei nur auf einem Bein steht.

> Die Position möglichst lange halten und in die Ausgangsposition zurückkehren.

> Nach einer kurzen Pause noch 2-mal wiederholen.

Fersenstand

> Das Kind steht möglichst gerade und aufrecht. Die Arme hängen locker an den Seiten herab. Auch diesmal wird die Übung schwerer, wenn das Kind auf einer weichen Unterlage steht.

2 > Das Gewicht auf die Fersen verlagern und den Körper im Fersenstand ausbalancieren.

> Soll es etwas schwieriger sein, übt das Kind auf einem Bein. Allerdings gelingt die Balance im Einbein-Fersenstand nur kurz. Die Position sollte jedoch auch in dieser Zeit so ruhig wie möglich gehalten werden.

> 3-mal wiederholen; zwischendurch kurz pausieren.

Zehenbeuger-Übung

Diese Übung (nach Dres. Frantisek Véle und Karl Lewit) scheint zunächst einfach. Sie wirkt jedoch nur, wenn sie korrekt ausgeführt wird. Die Übung ist für alle Kinder gut, da das Muskelsystem der Füße eng mit dem Stabilisierungssystem des Rückens zusammenarbeitet; eine Schwäche der Füße ist fast immer auch mit Haltungsstörungen verbunden.

3 › Das Kind steht zunächst aufrecht. Ziel der Übung ist, bei einer leichten Vorwärtsbewegung mit Gewichtsverlagerung des Körpers alle Zehen anzubeugen, ohne sie dabei zu »krallen«. Die Fersen dabei nicht vom Boden abheben.

› Die Zehen bekommen kräftigen Bodenkontakt und saugen sich förmlich am Boden fest. Die äußere Fußkante wird dabei leicht betont und bewusst wahrgenommen. Zirka 3 Sekunden halten.

› Rund 10-mal wiederholen, dazwischen immer kurz entspannen.

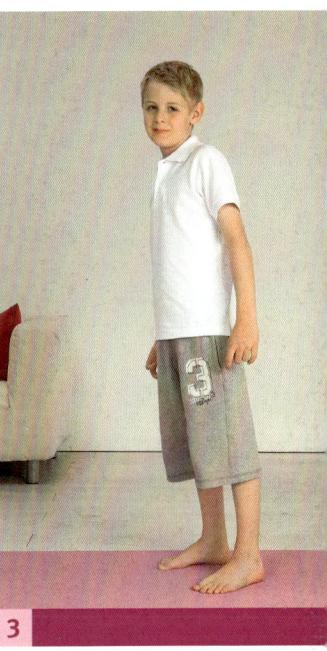

Seitlage

Die Seitlage ist eine wichtige Übung für die muskuläre Stabilisierung des Beckens. Insbesondere die Gesäßmuskulatur ist in ihrer Kraftentfaltung (vor allem bei der muskulären Bremsarbeit) häufig herabgesetzt. Dadurch können das Becken, die unteren Extremitäten und die Lendenwirbelsäule nicht gut stabilisiert werden.

› Das Kind liegt auf der linken Seite. Das untere Bein zeigt abgewinkelt nach vorn. Das obere Bein ist gerade gestreckt und bildet eine Linie mit dem Oberkörper.

4 › Nun das obere Bein in der Linie des Oberkörpers mit einer zügigen Bewegung zur Decke führen. Der Fuß zeigt dabei leicht abwärts zum Boden.

› Das Bein langsam wieder zum Boden senken.

› Je nach Leistung wiederholen, ohne dass die korrekte Ausführung der Übung leidet. Dann die Seite wechseln.

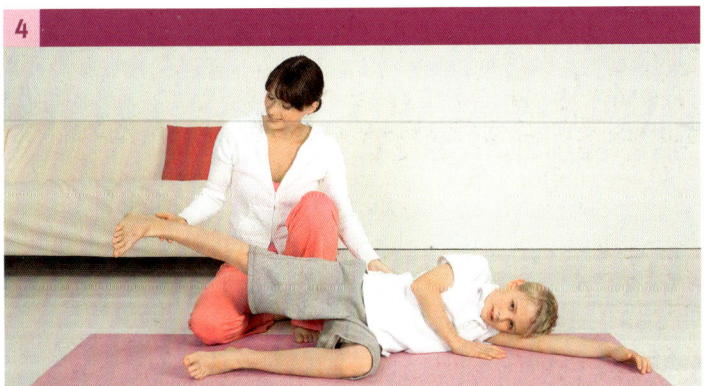

Bücher, die weiterhelfen

Barral, Jean-Pierre/Mercier, Pierre:
Lehrbuch der Viszeralen Osteopathie;
Urban & Fischer bei Elsevier, München
Grundlagenwerk der viszeralen Osteopathie mit
vielen Behandlungsfotos.

Cloet, Etienne/Ranson,
Gilbert/Schallier, Fernand:
Praxis der Osteopathie;
Hippokrates Verlag, Stuttgart
Grundlagen der Osteopathie zur Vorgehensweise,
mit genauen Handgriffen und möglichen
Behandlungsvariationen.

Cloet, Etienne/Groß, Birgit:
Osteopathie im kranialen Bereich;
Hippokrates Verlag, Stuttgart
Grundlagen und Techniken der cranialen Osteopathie, Darstellung der Diagnose und Behand-
lungsprinzipien. Zahlreiche Bilder veranschauli-
chen sehr genau die verschiedenen Handgriffe.

Greenman, Philip E.:
Lehrbuch der Osteopathischen Medizin;
Karl F. Haug Verlag, Stuttgart
Grundlagen sowie einzelne osteopathische Unter-
suchungs- und Behandlungsmethoden; Darstellung der häufigsten klinischen Krankheitsbilder
und begleitende diagnostische sowie therapeutische Verfahren.

Hartman, Laurie S.:
Lehrbuch der Osteopathie;
Richard Pflaum Verlag, München
Theoretische Grundlagen und praktische Anwen-
dung der Behandlungsmethode; Darstellung der
einzelnen Handgriffe.

BÜCHER AUS DEM GRÄFE UND UNZER VERLAG, MÜNCHEN

Johnen, Wilhelm:
Muskelentspannung nach Jacobson

Langen, Prof. Dr. med. Dietrich/
Mann, Prof. Dr. med. Karl:
Autogenes Training

Peiseler, Dr. med. Götz-Johannes:
Autogenes Heilen

Tempelhof, Dr. med. Siegbert:
Gesunde Gelenke schmerzfrei und beweglich

Tempelhof, Dr. med. Siegbert:
Rückenschmerzen ganzheitlich behandeln

Trökes, Anna:
Yoga für den Rücken

Waesse, Harry/Kyrein, Martin:
Yoga für Einsteiger

Wagner, Dr. Franz:
Reflexzonen-Massage

Wiesenauer, Dr. med. Markus/
Kirschner-Brouns, Dr. med. Suzann:
Homöopathie – Das große Handbuch

ZEITSCHRIFTEN, DIE WEITERHELFEN:

Osteopathische Medizin; Elsevier GmbH,
www.osteopathische-medizin.de

DO – Deutsche Zeitschrift für Osteopathische Medizin; MVS Medizinverlage Stuttgart

Adressen, die weiterhelfen

ADRESSE DES AUTORS

Dr. med. Siegbert Tempelhof

www.dr-tempelhof.de
www.cfk-muenchen.de

Centrum für Komplementärmedizin (CFK)

Lortzingstr. 26, 81241 München

Privatpraxis für Osteopathie und Orthopädie

Messerschmittring 18, 86343 Königsbrunn

ÄRZTLICHE OSTEOPATHISCHE VERBÄNDE DEUTSCHLAND

Deutsch-Amerikanische Akademie für Osteopathie e. V. (DAAO)

Riedstr. 5, 88316 Isny-Neutrauchburg,
www.daao.info
Seit 1998 bietet die MWE (Dr. Karl-Sell-Ärzte-seminar Neutrauchburg – MWE – e. V.) in Zusammenarbeit mit dem PCOM (Philadelphia College of Osteopathic Medicine) Kurse in osteopathischer Medizin für Ärzte in Deutschland an. Liste der von der DAAO in Osteopathie ausgebildeten Ärzte und Ärztinnen.

Berliner Akademie für Osteopathische Medizin (BAOM)

Frankfurter Allee 263, 10317 Berlin,
www.dgmm-aemm.de
Weiter- und Fortbildungen; Manuelle Medizin für Ärzte/Manuelle Therapie für Physiotherapeuten; Osteopathie für Ärzte und Physiotherapeuten. Adressen ausgebildeter Therapeuten.

Deutsche Gesellschaft für Osteopathische Medizin e. V. (DGOM)

Obere Rheingasse 3, 56154 Boppard,
www.dgom.info
Die DGOM bietet für Ärzte und Physiotherapeuten ein umfassendes Fortbildungsprogramm in osteopathischer Medizin und Therapie an. Infos rund um osteopathische Medizin. Therapeutensuche (alphabetisch und nach Postleitzahl).

Deutsche Gesellschaft für Chirotherapie und Osteopathie e. V. (DGCO)

Lamontstr. 8, 81679 München, www.dgco.de
Informationen zu Entwicklung und Behandlungsmethoden der Chirotherapie und Osteopathie. Therapeutensuche nach Postleitzahl.

Ärztegesellschaft für Manuelle Kinderbehandlung und Atlastherapie e. V. (ÄMKA)

Anna-von-Borries-Str. 1–7, 30652 Hannover,
www.aegamk.de
Informationen zur Atlastherapie nach Arlen. Kindertherapeutensuche.

ÄRZTLICHE OSTEOPATHISCHE VERBÄNDE ÖSTERREICH UND SCHWEIZ

Österreichische Ärztegesellschaft für Manuelle Medizin e. V. (ÖÄGMM)

Speisingerstr. 109, A-1130 Wien,
www.manuellemedizin.org
Informationen über Kursangebot, Kongresse, Veranstaltungen sowie interessante Publikationen zum Thema Manuelle Medizin und konservative Orthopädie.

Österreichische Arbeitsgemeinschaft für Manuelle Medizin (ÖAMM)

Wagner-Jauregg-Platz 1, A-8053 Graz,
www.oamm-graz.at
Lehrinstitution zur Erlangung des ÖÄK-Spezial-
diploms Manuelle Medizin. Infos rund um die
Manuelle Medizin. Ärzteübersicht.

Schweizerische Ärztegesellschaft für Osteopathische Medizin (SAGOM)

Röschstr. 18, CH-9006 St.Gallen, www.sagom.ch
Informationen rund um die Manuelle Medizin.
Ärztesuche.

NICHTÄRZTLICHE OSTEOPATHISCHE VERBÄNDE DEUTSCHLAND

Deutsches Register Osteopathischer Medizin e. V. (DROM)

Hartstr. 8, 85386 Eching, www.drom.info
Interessenvertretung für alle Osteopathen. Infos
zur Osteopathie. Therapeutensuche (alphabetisch und nach Postleitzahl).

Deutscher Verband für Osteopathische Medizin e. V. (DVOM)

Gerberstr. 9, 72202 Nagold, org@dvom.de
Das Verbandsziel ist vor allem die Förderung der
Ausbildung für die osteopathische Medizin.

Register der traditionellen Osteopathen Deutschland GmbH (ROD)

Salinstr. 3, 83022 Rosenheim, www.r-o-d.info
Registrierung der traditionellen Osteopathen in
Deutschland; Unterstützung zur Förderung
eines einheitlichen Berufsbildes. Geschichte und
Arbeitsweise der Osteopathie. Therapeutenliste.

Deutsche Akademie für Osteopathische Medizin e. V. (DAOM)

Caldenhofer Weg 130a, 59063 Hamm,
www.daom.de
Eine der ersten deutschen Osteopathieschulen.
Liste von Osteopathen und Kindertherapeuten.

Verband der Osteopathen Deutschland e. V. (VOD)

Untere Albrechtstr. 15, 65185 Wiesbaden,
www.osteopathie.de
Nützliche Informationen über Osteopathie.
Adressen ausgebildeter Osteopathen.

Akademie für Osteopathie e. V. (AFO)

Römerschanzweg 5, 82131 Gauting,
www.osteopathie-akademie.de
Unabhängiges Organ für einen einheitlichen
Standard und Qualität in der Osteopathie.

NICHTÄRZTLICHE OSTEOPATHISCHE VERBÄNDE ÖSTERREICH UND SCHWEIZ

Österreichische Gesellschaft für Osteopathie (OEGO)

Vinzenzgasse 13/10, A-1180 Wien, www.oego.org
Interessenvertretung der österreichischen Osteo-
pathen. Infos rund um Osteopathie. Liste von
Osteopathen und Kinderosteopathen.

Schweizer Verband der Osteopathen (SVO-FSO)

2 route du lac, CH-1094 Paudex,
secretariat@fso-svo.ch
Gemeinsame Kommission der schweizerischen
Osteopathenvereine. Mitgliedsliste.

Sachregister

Register der Übungen

Impressum

© 2008 GRÄFE UND UNZER VERLAG GmbH, München
Erweiterte und aktualisierte Neuausgabe von »Osteopathie«, GRÄFE UND UNZER VERLAG GMBH, 2001, ISBN (13) 978-3-7742-5589-0.
Alle Rechte vorbehalten. Nachdruck, auch auszugsweise, sowie Verbreitung durch Bild, Funk, Fernsehen und Internet, durch fotomechanische Wiedergabe, Tonträger und Datenverarbeitungssysteme jeder Art nur mit schriftlicher Genehmigung des Verlages.

Programmleitung: Ulrich Ehrlenspiel

Redaktion: Corinna Feicht, Monika Rolle

Lektorat: Sylvie Hinderberger

Layout: independent Medien-Design (Claudia Hautkappe)

Herstellung: Petra Roth

Satz: Christopher Hammond, München

Reproduktion: Repro Ludwig, Zell am See

Druck: Firmengruppe APPL, aprinta druck, Wemding

Bindung: Firmengruppe APPL, sellier druck, Freising

ISBN 978-3-8338-0432-8

1. Auflage 2008

Bildnachweis

Fotoproduktion: Kay Blaschke, München
Seite 68: GU (A. Anders)

Illustrationen: Medical Art Service, München

Wichtiger Hinweis

Die in diesem Buch wiedergegebene Auffassung des Autors entspricht dem Stand der in den USA gelehrten und praktizierten Osteopathie. Vereinzelt gibt es im Bereich der Schulmedizin abweichende Auffassungen über Körperfunktion, Diagnostik und Therapie. Jeder Leser ist aufgefordert, in eigener Verantwortung zu entscheiden, ob und inwieweit Osteopathie für ihn eine Alternative oder Ergänzung zur Schulmedizin darstellt. Die in diesem Buch aufgeführten Behandlungsbeispiele und Selbstbehandlungen ersetzen nicht den Besuch beim Osteopathen oder Arzt. Osteopathie stellt in Deutschland, Österreich und der Schweiz kein geschütztes Berufsbild dar. Jeder Patient muss sich über die Qualifikation des Osteopathen informieren. Bestimmte Diagnosen und Therapien dürfen nur von Ärzten ausgeführt werden. Selbstbehandlung erfordert ein hohes Maß an Eigenverantwortung. Diese können Ihnen weder der Autor noch der Verlag abnehmen. In Zweifelsfällen sollte immer ein Osteopath oder Arzt um Rat gefragt werden.

Umwelthinweis

Dieses Buch wurde auf chlorfrei gebleichtem Papier gedruckt. Um Rohstoffe zu sparen, haben wir auf Folienverpackung verzichtet.

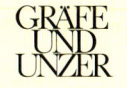

GRÄFE UND UNZER

Ein Unternehmen der
GANSKE VERLAGSGRUPPE

Die GU-Homepage finden Sie im Internet unter www.gu-online.de

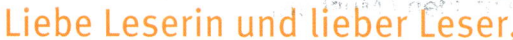

Liebe Leserin und lieber Leser,

wir freuen uns, dass Sie sich für ein GU-Buch entschieden haben. Mit Ihrem Kauf setzen Sie auf die Qualität, Kompetenz und Aktualität unserer Ratgeber. Dafür sagen wir Danke! Wir wollen als führender Ratgeberverlag noch besser werden. Daher ist uns Ihre Meinung wichtig. Bitte senden Sie uns Ihre Anregungen, Ihre Kritik oder Ihr Lob zu unseren Büchern. Haben Sie Fragen, oder benötigen Sie weiteren Rat zum Thema? Wir freuen uns auf Ihre Nachricht!

GRÄFE UND UNZER VERLAG

Leserservice
Postfach 86 03 13
81630 München

Wir sind für Sie da!

| Montag–Donnerstag: | 8.00–18.00 Uhr |
| Freitag: | 8.00–16.00 Uhr |

Tel.: 0180-5005054*
Fax: 0180-5012054*

*(0,14 € /Min. aus dem dt. Festnetz/ Mobilfunkpreise können abweichen.)

E-Mail: leserservice@graefe-und-unzer.de

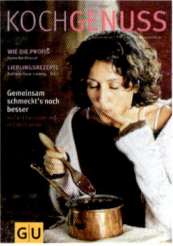
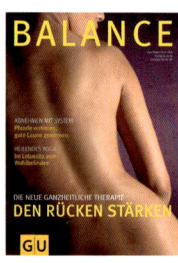

Wollen Sie noch mehr Aktuelles von GU erfahren, dann abonnieren Sie doch unseren kostenlosen GU-Online-Newsletter und/oder unsere kostenlosen Kundenmagazine.

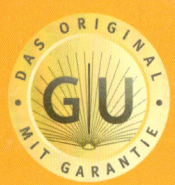

Unsere Garantie

Alle Informationen in diesem Ratgeber sind sorgfältig und gewissenhaft geprüft. Sollte dennoch einmal ein Fehler enthalten sein, schicken Sie uns das Buch mit dem entsprechenden Hinweis an unseren Leserservice zurück. Wir tauschen Ihnen den GU-Ratgeber gegen einen anderen zum gleichen oder einem ähnlichen Thema um.

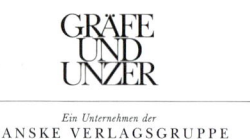

GRÄFE UND UNZER

Ein Unternehmen der
GANSKE VERLAGSGRUPPE